Petra Silberbauer

Ich spüre meditativ in Yoga hinein

Guck in der Kriegerin fühle ich mich wohl

Incl. Bonus:

7 Chakra Meditationen
als MP3 Download

AF827593

Bibliographische Information der Deutschen Nationalbibliothek
Die Deutsche Nationalbibliothek verzeichnet diese Publikation in der deutschen Nationalbibliographie; detaillierte bibliographische Daten sind im Internet über http://dnb.d-nb.de abrufbar.

Layout und Satz des Buches: Angelina Schulze

Korrekturlesen: Sonja Esser

Umschlaggestaltung: Angelina Schulze

Coverbild: © Krizhanskaya – Adobe Stock

Rahmenbild im Buch: © Svetlana Parshakova – Adobe Stock

Verlag: Angelina Schulze Verlag
Am Mühlenkamp 15, 38268 Lengede
verlag@angelina-schulze.com
https://angelina-schulze-verlag.de

1. Auflage November 2022

ISBN: 978-3-96738-216-7

Inhaltsverzeichnis

Einleitung

In diesem Buch dreht sich alles rund um Yoga. Wir betrachten eine Yogastunde und beginnen mit der Anfangsentspannung in Form eine PMR. Es folgt eine Atemübung, Atemmeditation und der Sonnengruß. In den folgenden Asanas möchte ich Dein Interesse fürs Yoga wecken. Ich stelle ferner einen Bezug zum Alltag her. Es handelt sich dabei um Hatha Yoga. Du wird auch ein paar Elemente aus dem Yin Yoga kennenlernen.

Als Schlussentspannung habe ich den Schlaf desYogi eingefügt. Vielleicht ist er Dir auch aus dem Buch „Ich relaxe“ bekannt.

Diese Art der Entspannung kommt aus dem Yoga Nidra.

Als Bonus erhältst Du für jedes Chakra am Schluss noch eine Meditation. Diese findest Du auch im Doppelband Seelenruhe wieder.

Es passt stimmig zu dem Thema des Buches dazu, nicht dass Du denkst, mir fällt nichts mehr ein.

Ich hoffe, es ist in Ordnung, wenn ich die Du-Form verwende. In meiner Zeit als Autorin habe ich weit über 400 Texte geschrieben, die man in meinen Büchern findet.

Die Texte entstanden aus meinen Gedanken und sind einzigartig. Bei der Anzahl kann es natürlich sein, dass man im Netz Ähnlichkeiten findet. Dies wäre rein zufällig und nicht gewollt. Ich schätze die Arbeiten anderer Autoren sehr und würde mich nicht mit fremden Federn schmücken.

Sollten Wiederholungen oder Dir bekannte Formulierungen vorkommen, bitte ich das zu entschuldigen.

Alle Angaben wurden mit bestem Wissen erstellt und von mir selbst geschrieben. Das Schreiben hat mir in der Zeit der

Coronapandemie sehr geholfen. Ferner auch bei der Trauerbewältigung. Als Autorin weise ich Dich darauf hin, dass alle Geschichten frei erfunden sind. Ähnlichkeiten mit Erlebnissen, Personen und Vorkommnissen sind nicht beabsichtigt. Diese Geschichten ersetzen keinen Arztbesuch.

Solltest Du in irgendeiner Form Beschwerden haben oder wahrnehmen, wende Dich bitte umgehende an die Ärztin bzw. den Arzt Deines Vertrauens.

Und nun wünsche ich Dir viel Freude mit meinen neuen Entspannungsgeschichten und Meditationen.

Bleibe entspannt und gesund.

Die Yogastunde beginnt mit der Anfangsentspannung

Progressive Muskelentspannung

Komme in einer für Dich entspannten Position in der Rückenlage an.

Spüre nach, wie Du auf der Unterlage aufliegst.

Mache es Dir so bequem wie möglich.

Lasse Deinen Kopf sanft von rechts nach links rollen.

Pendle ihn dann wieder mittig ein.

Finde so in die Stille hinein.

Ich lade Dich ein, durch An- und Entspannung Deiner Muskulatur zur Ruhe zu kommen.

Dein Atem begleitet Dich.

Er geschieht ohne Dein Zutun.

Er ist der Anker Deines Lebens.

Schließe nun Deine Augen, um ganz bei Dir sein zu können.

Wenn es Dir möglich ist, folge meinen Worten.

Spanne nun Dein rechtes Bein an.

Ziehe Deine Zehen in Richtung Nasenspitze hin und schiebe die Ferse ganz weit weg von Dir.

Spanne so Deinen Ober- und Unterschenkel an.

Wenn es Dir möglich ist, hebe Dein Bein ein paar Zentimeter vom Boden ab, wenn Du einatmest.

Halte die Spannung.

Atme aus und lasse Dein Bein entspannt zum Boden sinken. Spüre nach.

Spanne nun Dein linkes Bein an.

Ziehe Deine Zehen in Richtung Nasenspitze hin und schiebe die Ferse ganz weit weg von Dir.

Spanne so Deinen Ober- und Unterschenkel an.

Wenn es Dir möglich ist, hebe Dein Bein ein paar Zentimeter vom Boden ab, wenn Du einatmest.

Halte die Spannung.

Atme aus und lasse Dein Bein entspannt zum Boden sinken.

Spüre nach.

Spanne nun Deine dominante Hand an, indem Du eine Faust machst.

Spanne Deinen ganzen dominanten Arm an.

Wenn es Dir möglich ist, hebe ihn ein paar Zentimeter vom Boden ab.

Halte die Spannung.

Atme aus und lasse Deinen Arm entspannt zum Boden sinken.

Öffne Deine Faust und spüre nach.

Spanne nun Deine andere Hand an und bilde eine Faust.

Spanne Deinen ganzen Arm an.

Wenn es Dir möglich ist, hebe ihn ein paar Zentimeter vom Boden ab.

Halte die Spannung.

Atme aus und lasse Deinen Arm entspannt zum Boden sinken.

Öffne Deine Faust und spüre nach.

Spanne nun Dein Gesäß an.

Zwicke Deine Pobacken fest zusammen und hebe Deinen Po ein kleines Stück vom Boden ab, wenn Du einatmest.

Halte die Spannung.

Atme aus und lasse Dein Gesäß sanft zu Boden sinken.

Spüre nach.

Ziehe nun Deine gesamte Bauchdecke nach innen in Richtung Wirbelsäule.

Lasse Deine Bauchdecke durch diese Anspannung flach werden.

Halte die Spannung.

Atme aus und lasse die Anspannung in Deinem Bauch los.

Spüre nach.

Schiebe nun Deine Schulterblätter in den Boden und hebe Deinen Brustkorb mit der Einatmung ein Stück vom Boden ab.

Halte die Spannung.

Öffne gleichzeitig Dein Herz und lasse die Liebe zu Dir selbst fließen.

Atme aus und lasse Deinen Brustkorb wieder sinken.

Spüre nach.

Deine Schultern bleiben am Boden liegen.

Mit Deiner nächsten Einatmung ziehe Deine Schultern nah zu Deinen Ohren heran.

Dein Hals fühlt sich dadurch kürzer an.

Halte die Spannung.

Atme aus und lasse die Schultern wieder weit weg von den Ohren sinken.

Spüre nach.

Deine Schultern bleiben am Boden liegen.

Ziehe nun mit Deiner nächsten Einatmung die Arme in die Länge.

Ziehe Deine Schultern weit weg von Deinen Ohren.

Dein Hals fühlt sich dadurch länger an.

Spreize Deine Finger weit auseinander.

Halte die Spannung.

Wenn Du wieder ausatmest, lasse die Schultern in ihre Ausgangsposition zurückgleiten.

Spüre nach.

Dein Kopf ruht am Boden.

Hebe nun sanft den Kopf ein Stück vom Boden ab, wenn Du einatmest.

Spanne so Deinen Nacken an.

Halte die Anspannung.

Mit Deiner nächsten Ausatmung lasse Deinen Kopf wieder zu Boden sinken.

Spüre nach.

Sanft liegt Dein Hinterkopf auf der Unterlage auf.

Die Kopfhaut fühlt sich entspannt an.

Ziehe nun Dein Kinn in Richtung Brustbein.

Mache ein Doppelkinn und bringe Länge in Deinen Hals, wenn Du einatmest.

Halte die Spannung.

Wenn Du ausatmest, lasse die Anspannung los.

Spüre nach.

Dein Kopf ruht entspannt und mittig auf dem Boden.

Rolle Deinen Kopf mit der nächsten Ausatmung sanft nach rechts.

Mit Deiner nächsten Einatmung rolle Deinen Kopf zur Mitte zurück.

Rolle Deinen Kopf mit der nächsten Ausatmung sanft nach links.

Mit Deiner nächsten Einatmung rolle Deinen Kopf sanft zur Mitte zurück.

Spüre nach.

Stelle Dir nun vor, Du beißt in eine Zitrone (oder Limette als Variation) und machst ein zitronensaures (limettensaures) Gesicht.

Spanne Deine Stirn, Augen, Nase, Mund und Kiefer an, wenn Du einatmest.

Alles kräuselt sich zu Deiner Nasenspitze hin.

Halte die Spannung.

Atme aus und lasse Deine Gesichtszüge wieder weich werden.

Spüre nach.

Spanne nun Deinen ganzen Körper an.

Alles geschieht während Deiner Einatmung.

Hebe Deine Arme und Beine ein paar Zentimeter vom Boden ab.

Balle Deine Hände zu Fäusten.

Spanne Dein Gesäß an.

Ziehe die Bauchdecke zur Wirbelsäule hin.

Hebe Deinen Brustkorb ein Stück vom Boden ab.

Öffne Dein Herz.

Löse Deinen Kopf ein Stück vom Boden und spanne Deinen Nacken an.

Beiße in Deiner Vorstellung in eine Zitrone (oder Limette) hinein und spanne alle Gesichtsmuskeln an.

Öffne Deine Augen.

Strecke Deine Zunge heraus.

Halte die Spannung.

Lasse mit Deiner nächsten Ausatmung mit einem tiefen Seufzer alles los.

Spüre nach.
Wiederhole diese Anspannung gerne.

Du fühlst Dich ruhig, gelöst und entspannt.

Du bist ruhig, gelöst und entspannt.

Lenke Deine Aufmerksamkeit wieder auf Deinen Körper.

Wie fühlt er sich im Vergleich zum Anfang der Entspannung an?

Kannst Du einen Unterschied feststellen?

Lenke Deine Aufmerksamkeit in Deinen Atem.

Lasse Deine Atemzüge wieder tiefer und intensiver werden.

Dein Körper möchte sich auch wieder bewegen.

Räkle und strecke Dich, so wie am Morgen, wenn Du aufstehst.

Öffne Deine Augen, wenn es nicht schon längst geschehen ist.

Nimm Dir die Zeit, die Du brauchst, um über Deine Lieblingsseite zum Sitzen zu kommen.

Wenn sich Dein Kreislauf stabilisiert hat, finde zum Stehen zurück.

P.S: Diese Geschichte ist aus meinem Entspannungsbuch 2

Es ist ein passender Einstieg in eine Yogastunde

Meditation für die Atmung

Nimm eine für Dich entspannte Meditationshaltung ein.

Diese kann sitzend oder liegend sein.

Dabei kannst Du eine erhöhte Sitzposition einnehmen oder etwas unter Deine Kniekehlen legen.

Spüre in Dich hinein und finde zu Dir.

Wenn es nicht schon längst geschehen ist, schließe Deine Augen.

Innere Bilder können so leichter vor Deinem geistigen Auge entstehen und äußere Einflüsse bleiben unbemerkt.

Du möchtest Deine Augen lieber geöffnet lassen, dann senke sanft Deinen Blick in Richtung Boden.

Lenke Deine Aufmerksamkeit auf den Anker Deines Lebens.

Damit ist Dein Atem gemeint, der Dich tagein und tagaus begleitet und für Dich da ist.

Lasse ihn geschehen.

Erlebe nun Dein Atemerlebnis.

Atme ein und atme aus.

Wenn es Dir möglich ist, atme durch die Nase ein und durch Deinen Mund wieder aus.

Nimm bewusst wahr.

Spüre Dein Einatmen.

Nimm wahr, wie die Luft durch Deine zwei Nasenlöcher in die Nase einströmt und sich im ganzen Körper verteilt.

Spüre Dein Ausatmen.

Nimm wahr, wie die Luft sanft aus Deinem Mund entweicht.

Verbrauchtes bahnt sich seinen Weg nach draußen.

Dabei entsteht ein sanfter Windhauch.

Spüre beim Einatmen ein sanftes Anheben des Brustkorbes.

Spüre beim Einatmen ein sanftes Weiten der Rippenbögen.

Spüre beim Einatmen ein sanftes nach außen Wölben der Bauchdecke.

Nimm bei Bedarf Deine Hände zur Unterstützung dazu.

Lege sie auf Deinen Brustkorb, unter Deine Rippenbögen oder auf Deinen Bauch und nimm wahr.

Spüre beim Ausatmen das Sinken des Brustkorbes.

Spüre beim Ausatmen ein sanftes Schließen der Rippenbögen.

Spüre beim Ausatmen ein sanftes in sich Einsinken des Bauches.

Beobachte und bewerte nicht.

Atem bedeutet und ist Leben.

Gedanken kommen und Gedanken gehen wie die Wolken am Himmel.

Solltest Du mit Deinen Gedanken abschweifen, versuche Dich wieder bewusst auf Deine Atmung zu konzentrieren.

Bei der nächsten Einatmung verinnerliche Dir das Wort: „Odem“

Bei der nächsten Ausatmung verinnerliche Dir das Wort „Frieden“.

Odem und Frieden.

Lasse Dein Atemerlebnis geschehen.

Nimm wahr, wie Du atmest.

Atmest Du länger aus oder ein?

Wann machst Du eine Pause?

Beobachte und bewerte nicht.

Verweile hier für einen Moment.

Ich hole Dich dann wieder zurück.

PAUSE.

Spüre in Deinen Körper hinein.

Lasse Deine Atemzüge tiefer und intensiver werden.

Bringe wieder Bewegung in Deinen Körper und fühle Dich erfrischt und mit neuer Energie aufgetankt.

Öffne langsam wieder Deine Augen und komme bei Dir an.

Variation: Du kannst die Atmung nur über den Brustkorb, die Rippenbögen oder den Bauch ansagen.

Gerne auch kombiniert.

Somit hast Du viele Variationen.

Gehe achtsam um.

Tiefe Atemzüge könnten Schwindel verursachen, wenn Du sie nicht gewohnt bist.

Atemlenkung in das „Dritte Auge“

Mache es Dir in der Rückenlage bequem und gönne Deinem Körper eine kleine Verschnaufpause.

Lege Dich so hin, dass es Dir gut und immer besser geht.

Lasse Deine Beine locker auseinanderfallen oder wenn Du sie lieber aufstellen möchtest – locker zueinander fallen.

Finde in Deine Wohlfühlposition hinein und komme ganz und gar bei Dir an.

Deine Arme liegen entspannt auf dem Boden, so dass unter Deinen Achselhöhlen ein kleines Luftpolster entstehen kann.

Das Gefühl von sich weiten und sich öffnen kann so leichter entstehen.

Atme durch Deine Nase ein und durch Deinen Mund wieder aus.

Lasse Deinen Atem geschehen.

Oft springen die Gedanken einfach hin und her.

Geben wir ihnen eine Aufgabe.

Parken wir sie in einem virtuellen Raum und bleiben deren stiller Beobachter.

Nach dieser Atemübung kannst Du wieder zum Betrachter werden.

Konzentriere Dich ganz auf Deine Atmung.

Atme durch die Nase ein und durch den Mund wieder aus.

Es geschieht ganz automatisch.

Was nimmst Du wahr?

Vielleicht das Heben und Senken Deines Brustkorbes?

Vielleicht das Heben und Senken Deines Bauches?

Vielleicht Beides?

Vielleicht nimmst Du die Atmung in den Schlüsselblättern oder in den Rippenbögen wahr?

Bleibe wertfrei.

Nimm Deinen Atemrhythmus und die Intensität Deines Atems wahr.

Sinke mit jedem Atemzug tiefer in Deine Unterlage hinein und fühle Dich immer wohler.

Lenke Deine Aufmerksamkeit auf Dein drittes Auge.

Es befindet sich zwischen Deinen Augenbrauen.

Schicke Deinen Atem bewusst dorthin.

Nimm ihn als einen sanften Luftstrom wahr.

Gleich einem sanften Streicheln auf Deiner Haut.

Bringe so Ruhe und Harmonie in Deinen Körper.

Spüre Deinen friedvollen Atem und tauche Deinen Körper in diesen Frieden ein.

Wie fühlt sich das für Dich an?

Spüre, wie Du mit jedem Atemzug ruhiger und entspannter wirst.

Spüre, wie Dein Geist den Weg in die Stille finden kann.

Du fühlst Dich ruhig, gelöst und entspannt.

Spüre, wie Du mit jedem Atemzug dem Körper neue Energie zuführst.

Jede Zelle Deines Körpers wird versorgt.

Spüre dem nach.

Lenke Deine Aufmerksamkeit nun in Dein Herz.

Wenn Du einen Wunsch frei hättest, was würdest Du Dir wünschen?

Einen Wunsch, der tief in Deinem Herzen schlummert und Wirklichkeit werden soll.

Als Beispiel: „Ich werde gesund“.

Sage Dir nun diese Intention oder auch Sankalpa dreimal im Stillen vor.

Ich wünsche Dir, dass Deine Intention in Erfüllung geht.

Komme zurück zu diesem Moment.

Bringe eine sanfte Bewegung in Deinen Körper und öffne Deine Augen.

Intensiviere den Anker Deines Lebens und fühle Dich wieder ganz wach.

Finde Dich in einer aufrechten, sitzenden Position wieder.

Wenn Du möchtest, forme mit Deinen Händen die Gebetshaltung und lege sie vor Dein Herz.

„Mögen alle Lebewesen Glück und Harmonie erfahren“.

Namaste.

Sonnengruß

Komme achtsam und entspannt am Ort der Ruhe an.

Finde Dich in der Stille an Deinem Entspannungsplatz ein.

Wenn Du möchtest, wähle die Asana Shavasana, als Deine Entspannungshaltung aus.

Lasse Deine Beine sanft ausgleiten, wie zwei Wurzeln eines Baumstammes auf dem Weg in die Erde.

Lege Deine Arme und Hände in eine für Dich angenehmen Position ab.

Pendle Deinen Kopf mittig ein und schließe Deine Augen, wenn dies nicht schon längst geschehen ist.

Wenn Dir das Augenschließen schwerfällt, lasse die Augen leicht geöffnet.

So wie es ist, ist es gut.

Dir soll es gut und immer besser gehen.

Komme in Ruhe und in Frieden an.

Spüre, wie Du von der Mutter Erde getragen wirst.

Bringe Dein Kopfkino zur Ruhe und gib Deinem Geist die Möglichkeit eine kleine Pause einzulegen.

Die Zeit für Stille und Harmonie beginnt.

Nimm Deinen Körper auf der Unterlage wahr.

Lenke Deine Aufmerksamkeit von Deinen Zehenspitzen bis nach oben zu Deinen Haarspitzen.

Mit jeder Ausatmung lasse alle Anspannungen und Verspannungen in Deinem Körper los.

Wende Deine Aufmerksamkeit nun Deinem Gesicht zu und lasse auch hier alle Anspannungen und Verspannungen los.

Lasse Deine Mundwinkel sanft nach oben wandern und zaubere ein Lächeln in Dein Gesicht.

Schicke Dein Lächeln auch in Deinen Körper hinein und spüre, wie es Dir gut und immer besser geht.

Wenn Dir danach ist, lasse aus Deinem Körper ein hörbares tiefes Durchatmen in Form eines Seufzers entweichen.

Es kann auch gerne ein Gähnen sein.

Ich lade Dich auf eine kleine Fantasiereise ein.

Stelle Dir vor es ist früh am Morgen und Dein Wecker klingelt.

Er sagt Dir damit, es ist Zeit aufzustehen.

Du räkelst Dich aus dem Bett und stehst auf.

Du öffnest die Vorhänge und blickst aus dem Fenster.

Die Sonne scheint und Du blickst in einen strahlend blauen Himmel.

Du öffnest das Fenster und atmest die herrliche, frische Luft ein.

Zeit für Deinen morgendlichen Sonnengruß.

Die Yogamatte steht schon für Dich bereit.

Du stellst Dich auf den vorderen Teil der Matte.

Dein Sonnengruß beginnt mit der Bergpose.

Dazu richtest Du Dich zu Deiner vollen Größe auf.

Du senkst Deinen Oberkörper und kommst in der Vorbeuge an.

Atem und Bewegung verschmelzen so miteinander.

Die Knie sind entspannt und der Bauch liegt auf den Oberschenkeln auf.

Du machst mit einem Bein einen Schritt nach hinten und findest Dich im Ausfallschritt wieder.

Dein zweites Bein folgt und es ist die Position des Hundes, der nach unten schaut.

Du schiebst Deinen Körper nach vorne und findest Dich im Brett wieder.

Sanft senkst Du Dich tief ins Krokodil.

Es folgt die Kobra.

Gehe immer achtsam mit Dir um.

Aus der Kobra schiebst Du Dich wieder zurück in den Hund, der nach unten schaut.

Du gehst anschließend mit den Füßen zu Deinen Händen.

Du bist wieder in der Vorbeuge angekommen.

Du atmest tief ein und richtest Dich wieder in die Bergpose auf.

Diese Abfolge wiederholst Du ein paar Mal für Dich.

Wie schön ist es doch, seinen Körper zu mobilisieren und zu bewegen.

Du fühlst Dich lebendig.

Du spürst die neu gewonnene Energie.

Du nimmst noch einen tiefen Atemzug und nimmst die Hände vor Dein Herz.

Namaste! Du bist bereit für den Tag.

Weiter geht es mit den Yoga Asanas

Asana Berg

Tauche nun langsam mit mir in eine Fantasiewelt ein.

Mache es Dir in der Rückenlage bequem.

Lege Dich so hin, dass es Dir gut und immer besser geht.

Finde eine angenehme Position für Deine Füße und Beine.

Lege Deine Arme bequem ab.

Schließe Deine Augen, um ganz bei Dir sein zu können.

Packe alles, was Dich belastet, in einen Rucksack hinein und stelle ihn ganz weit weg von Dir.

Lasse Dein tägliches Atemerlebnis von alleine geschehen.

Begleite mich auf eine Reise und höre dem ruhigen Klang meiner Stimme zu.

Stelle Dir vor, es ist der Beginn einer Yogastunde und Du nimmst die Anfangsposition, die sogenannte Berghaltung ein.

Du stehst hüftschmal und im Dreipunktestand auf dem Boden.

Du beginnst sanft vor- und zurückzupendeln und findest Dich mittig ein.

Deine Arme sind sanft nach außen gedreht oder Du führst die Hände vor Dein Herz.

Du bringst Länge in Deinen Körper.

Du fühlst und spürst die Stabilität in Deinem Körper.

Wenn Du möchtest, schließe Deine Augen.

Du bist ruhig und trotzdem präsent.

Du fühlst Dich als Fels in der Brandung oder als ein Berg.

Du fühlst Dich wohl.

Spüre in Dein Becken hinein.

Ist es aufgerichtet?

Sage Dir innerlich gerne vor: „Ich bin da".

Löse Dich aus der Berghaltung und mache Dich mit mir gemeinsam auf den Weg in die Berge.

Der Himmel ist strahlend blau und die Sonnenstrahlen berühren die Landschaft.

Alles erstrahlt in einem hellen Licht.

Hoch am Himmel ziehen die Vögel ihre Kreise.

Wünschst Du Dir auch manchmal ein Vogel zu sein?

Die Welt aus einer anderen Perspektive zu betrachten?

Dann lasse uns auf einen Berg gehen und an Höhe gewinnen.

Zu Beginn führt ein breiter Forstweg den Weg hinauf zum Berg Deiner Fantasie.

Du spazierst los und nimmst ab und zu kleine Unebenheiten wahr.

Es macht Dir nichts aus.

Kieselsteine säumen Deinen Weg.

Der Weg verändert sich langsam.

Ein paar Wurzeln brechen durch die Erde durch und bringen Abwechslung in Deinen Weg.

Genau wie im richtigen Leben.

Du gehst an Bergwiesen vorbei.

Bäume befinden sich am Wegesrand.

Lasse Deinen Blick um Dich herumschweifen und entdecke die Landschaft, die Dich umgibt.

Vielleicht nimmst Du auch den Duft von Holz wahr?

Wie sieht die Landschaft in Deiner Fantasie aus?

Ich bin mir sicher, Deine Landschaft sieht wunderschön aus.

Dein Weg wird schmäler und etwas steiler.

Er führt Dich zum Gipfel.

Dieser Gipfel und dieser Ort sind etwas ganz Besonderes.

Ein Ort, den inneren Frieden zu finden.

Ein Ort, um in Balance zu kommen.

Ein Ort der Harmonie.

Dein Atem geht ruhig und gleichmäßig.

Du blickst auf das Bergpanorama, die Wiesen und den See.

Es ist ein wunderschöner Ort.

Komme wieder zurück und öffne langsam Deine Augen.

Nimm den Raum um Dich herum wahr.

Wenn Du möchtest, hole beide Beine zu Dir ran und rolle Dich zu einem Päckchen zusammen.

Wenn es Dir lieber ist, lege Dich auf eine Seite und verweile dort noch für einen Moment.

Wenn Du so weit bist, komme über die rechte Seite zum Sitzen zurück.

Namaste.

Asana Baum

Ich lade Dich ein, Dir es in der Rückenlage bequem zu machen.

Du liegst schwer und entspannt auf dem Boden.

Du wirst von der Mutter Erde getragen und beschützt.

Du fühlst Deinen Körper bewusst und intensiv.

Du kannst in die Erde alles abgeben, was Du nicht mehr brauchst.

Du kannst Dich fallen lassen, da Du von der Erde aufgefangen wirst.

Du bist ruhig, gelöst und entspannt.

Deine Hände und Deine Arme fühlen sich ganz schwer an.

Dein Nacken und Deine Schultern fühlen sich ganz schwer an.

Deine Füße liegen schwer auf den Fersen und die Fußspitzen fallen sanft nach außen.

Deine Beine fühlen sich ganz schwer an.

Dein Rücken fühlt sich ganz schwer an.

Dein Kopf fühlt sich ganz schwer an.

Deine Lippen sind leicht geöffnet.

Dein Gesicht ist gelöst und entspannt.

Du lässt immer mehr los.

Durch die Ansage von Schwere kann bei Dir auch das Gefühl von Leichtigkeit entstehen.

Beides ist möglich.

Bleibe wertfrei.

Du bist ruhig, gelöst und entspannt.

Stelle Dir nun vor, Du bist draußen in der Natur und findest Dich in der Position des Baumes ein.

Du stehst auf einer grünen Wiese und siehst vor Dir ein Waldstück.

Die Sonne scheint und schickt ihre wärmenden Strahlen auf die Erde.

Der Himmel über Dir erstrahlt in seinem schönsten Blau.

Du fühlst Dich wohl.

Du beginnst Dich in Deine Umgebung einzufügen.

Du wirst Eins mit ihr.

Du stehst aufrecht und stabil in der Bergpose.

Deine Füße finden sich im Dreipunktestand auf dem Boden ein.

Dabei haben der Großzehballen und der Kleinzehballen sowie die Fersen Kontakt zum Boden.

Beide Fußgewölbe ziehen sich sanft nach oben.

Dein Oberkörper richtet sich auf.

Bildlich gesehen knüpft der Marionettenspieler seine Fäden und zieht Dich ganz sanft in die Länge.

Wenn Du möchtest, kannst Du die Hände in die Gebetshaltung vor Dein Herz führen.

Wenn Du zur Mitte gefunden hast, löse Dein Lieblingsbein vom Boden.

Drehe das Bein sanft nach außen und beuge es.

Lege die Fußsohle an die Innenseite der Wade oder an der Innenseite des Oberschenkels ab.

Falls es Dir zu wackelig ist, kannst Du für die Stabilität mit den Zehenspitzen am Boden bleiben.

Wenn Du möchtest, baue Dir ein Dach über dem Kopf und lasse die Hände über Deinen Kopf nach oben wachsen.

Zur Intensivierung kannst Du gerne Deine Augen schließen.

Du bist mit der Erde verwurzelt und wächst wie ein Baum nach oben in den Himmel.

Wie fühlst Du Dich dabei?

Kannst Du Dir vorstellen ein Baum zu sein?

Nimm Dich als Baum wahr.

Dein Standbein hat einen guten Kontakt zur Erde.

Du kannst in die Erde alles abfließen lassen, was Du nicht mehr brauchst.

Du kannst Dir aus der Erde die Energie holen, die Du brauchst.

Stelle Dir vor, wie sich Deine Wurzeln in der Erde verteilen und ausbreiten.

Sie geben Dir Deine Balance, Deine Stabilität und Deinen Halt.

Mit dieser Asana stärkst Du zusätzlich Dein Wurzelchakra.

Kannst Du es spüren?

Die Wurzeln nehmen Energie auf, die Du über den Baumstamm in Deinem ganzen Körper verteilst.

Du bist der Baumstamm.

Fühle Dich als Baumstamm.

Nimm Deine Einzigartigkeit wahr.

Spüre die Stärke in Deinen Oberschenkeln.

Spüre die Aufrichtung in Deinem Becken.

Unterstütze Dich, indem Du Deinen Beckenboden aktivierst und mehr Länge in Deinen Körper bringst.

Fühle die Ausgeglichenheit und Harmonie in Deinem Körper.

Stelle Dir nun die Sonne über Dir vor.

Die Sonne schickt einen Lichtstrahl zu Deinen Händen herab. Du nimmst ihn über die Haut Deiner Hände in Dir auf.

Du nimmst mit Deinen Händen die Energie und die Wärme in Dir auf.

Du verteilst sie in jede einzelne Zelle Deines Körpers.

Du kannst fühlen, wie der Stress und die Anspannung nach und nach von Dir abfallen.

Du kannst wahrnehmen, wie sich Deine Schultern nach und nach sanft senken.

Die Anspannung weicht.

Vielleicht breitet sich ein Lächeln in Deinem Gesicht aus.

Nimm die Kraft des Baumes in Dir wahr.

Ein Baum durchlebt alle Jahreszeiten.

Er ist dem Wind und dem Wetter ausgesetzt und bleibt dennoch stabil und stark.

Er übersteht Kälte und Hitze.

Trotze auch Du den Stürmen des Lebens und bleibe zuversichtlich.

Ein Sprichwort sagt: „Nach Regen folgt Sonnenschein“.

„Es hängt nicht immer alles nur auf einer Seite“.

Mit jeder Herausforderung wachsen wir und gewinnen an Erfahrung.

Jedes Hinfallen bedeutet auch ein Wiederaufstehen.

Wenn Du das Gefühl hast auf der Stelle zu treten, vertraue darauf, dass es auch irgendwann wieder weitergeht.

Blicke und denke positiv nach vorne.

Alles hat seinen Sinn, auch wenn wir ihn manchmal nicht verstehen und begreifen.

Löse Dich von der Baumposition und spüre dem Erlebten nach.

Bringe wieder Bewegung in Deinen Körper und wenn Dein Leben aus den Fugen gerät, tanke in der Baumposition wieder auf.

Om.

Asana Krieger I

Du befindest Dich an einem Ort, an dem Du gut entspannen kannst.

Du machst es Dir im Sitzen oder in der Rückenlage bequem.

Mit jedem Atemzug wirst Du immer leiser und ruhiger.

Lenke Deinen Fokus nach innen.

Lasse Deinen Atem geschehen.

Lasse Deine Gedanken vorbeiziehen, wie die Wolken am Himmel.

Lasse Geräusche vorbeiziehen, wie die Wolken am Himmel.

Versuche Deinem Geist eine kleine Auszeit zu geben.

Ich würde mich freuen, wenn Du mich auf meine kleine Fantasiereise begleiten würdest.

Vielleicht liest Du wie ich gerne historische Romane.

Versetzen wir uns in die Zeit des Mittelalters zurück.

Lasse vor Deinem geistigen Auge das Bild einer Burg entstehen.

In der Mitte der Burganlage steht das große Haupthaus für die Herrschaft.

Vielleicht leben in der Burg ein Graf mit seiner Familie.

Für die Bediensteten gibt es mehrere kleine Nebengebäude.

Du entdeckst Stallungen für die Pferde und einen Hufschmied.

In der Mitte der Burganlage steht ein Brunnen.

Die Burg ist von einer Mauer umgeben.

Es gibt vier Wachtürme, die von Wächtern bewacht werden.

Über einen Burggraben führt eine Zugbrücke zur Burg.

Auf der Burg herrscht ein reges Treiben.

Jeder Einzelne hat seine Aufgaben zu erfüllen.

Auf einem Übungsplatz messen sich Richter und Knappen im Schwertkampf.

Sie müssen jederzeit bereit sein, um in den Krieg und damit in den Kampf ziehen zu können.

Ein Ritter ist durch seine Ritterrüstung und sein Pferd geschützter als das gemeine Fußvolk.

Dies waren oft einfache Bauern, die zum Kampf gerufen wurden.

Lasse Dein Burgerlebnis vor Deinem geistigen Auge entstehen.

Verweile hier für einen Moment.

Ich hole Dich dann wieder zurück.

PAUSE.

Vielleicht verbindest Du das Wort Krieger auch mit dem Begriff: „Angehörige verschiedener indigener Völker“?

Was bedeutet in diesem Zusammenhang das Wort „Krieger“ für Dich?

Jemand, der sein Hab und Gut verteidigt?

Jemand, der seine Sippe beschützt?

Jemand, der seine ganze Kraft einsetzt und auf ein Ziel fokussiert ist?

Jemand, der hart trainiert und sich in der Kampfkunst übt?

Übertragen wir den Krieger von einst in unser heutiges Leben.

Bist Du ein Krieger?

Könntest Du ein Krieger sein?

Ich denke schon.

Vielleicht nicht ganz so wie damals, aber ich denke ein jeder von uns würde seine Familie soweit beschützen wie es möglich ist und wie er könnte.

Ein Krieger stellt für uns einen starken Menschen dar, sowohl körperlich als auch mental.

Spüren wir einmal in die Yogaposition des Kriegers hinein und fühlen uns wie ein Krieger.

Stelle Dir vor Du stehst auf einem Berg.

Vor Dir erstreckt sich das Bergpanorama.

Mal entdeckst Du höhere Gipfel und mal sind sie niedriger.

Vielleicht sind sie auch mit Schnee überzuckert?

Vögel fliegen am Himmelszelt und ziehen ihre Bahnen.

Im Tal erscheint alles weit weg und winzig klein.

Du wirst in Ruhe und Stille eingehüllt.

Du beginnst Dich langsam in die Position hineinzufinden.

Stelle Dir vor Du stehst hüftschmal in der Bergpose.

Diese Position bringt Dir und gibt Dir Stabilität.

Du fühlst Dich geerdet.

Du gehst mit einem Bein einen großen Schritt nach hinten.

Deinen hinteren Fuß setzt Du sanft in einem 45 Grad Winkel ab.

Finde Deinen Fuß mittig und stabil wieder.

Lasse Deine Zehen ausgestreckt.

Bringe Dein vorderes Bein in einen 90 Grad Winkel.

Richte Dein Knie sanft in Richtung zweiter Zeh.

Dein Becken ist aufgerichtet und die Hüfte pendelt sich mittig ein.

Wenn Du möchtest, bringe nun Deine Arme seitlich über Deinen Kopf nach oben.

Die Schultern ziehen dabei weit weg von den Ohren.

Spüre in diese Position hinein.

Spüre die Stärke und die Kraft in Deinen Oberschenkeln.

Dein Brustraum kann sich öffnen und verbessert damit Deine Atem- und Lungenfunktion.

Du kannst Deinen Blick nach vorne richten oder auch ein Ziel anvisieren.

Spüre Dich als Krieger.

Spüre Dich als Krieger, der mutig durch das Leben schreitet.

Jeden Tag aufs Neue.

Wir wissen nicht, was das Schicksal für uns bereithält.

Kämpfe gegen schlechte Tage an und gib nicht auf.

Freue Dich über gute Tage, wie nach einem Sieg.

Vertraue auf Deine innere Stärke und glaube an Dich.

Du bist oft stärker als Du denkst.

Finde Deine Stabilität.

Füge Dich als Krieger in Deiner Fantasielandschaft ein.

Atme durch die Nase ein und wieder aus, so bleibt die Energie der Übung in Deinem Körper.

Wie fühlst Du Dich?

Ist das nicht ein schönes Gefühl?

Vielleicht möchtest Du Deinen Blick zum Himmel ausrichten?

Vielleicht möchtest Du die Sonne in Deinem Gesicht spüren?

Vielleicht nimmst Du einen sanften Windhauch wahr, der sich wie ein sanftes Streicheln anfühlt?

Vielleicht weckst Du die innere Kraft in Dir?

Verweile hier noch für ein paar Momente am Berg.

Ich hole Dich dann wieder zurück.

PAUSE.

Löse Deine Kriegerposition langsam wieder auf.

Finde Dich wieder an Deinem Platz ein.

Bringe Bewegung in Deinen Körper und öffne langsam wieder Deine Augen.

Asana Krieger III

Ich lade Dich nun ein, in einer für Dich bequemen Position anzukommen, damit Du gut entspannen kannst.

Schließe gerne Deine Augen, damit die Bilder vor Deinem geistigen Auge leichter entstehen können.

Ich lade Dich ein, in die Yogaübung Krieger III einzutauchen.

Den Blick zum Boden zu senken und somit die Welt aus einer anderen Perspektive zu betrachten.

Stelle Dir nun vor, Du stehst aufrecht auf einer Matte.

Deine Arme finden sich in der Gebetshaltung, über dem Kopf oder neben Deinem Rumpf ein.

Du entscheidest, wie intensiv die Übung ausgeführt wird.

Verlagere Dein Gewicht auf ein Bein, dass zu Deinem Standbein wird.

Du kippst sanft Dein Becken nach vorne und kommst in die Standwaage.

Das andere Bein schiebt somit nach hinten weg.

Dein Kopf bleibt in der Verlängerung der Wirbelsäule und Dein Blick geht sanft in Richtung Boden.

Die Hüfte steht parallel zum Boden.

Wie fühlst Du Dich?

Spüre, wie stabil Du stehst und Dich gleichzeitig erdest.

Du bist im Lot und Dein Geist findet sanft zur Ruhe.

Wechsle gerne das Bein.

Lenke Deine Aufmerksamkeit auf Deinen Geist und bremse Dein Gedankenkarussell ab.

Sei geduldig.

Dies geht mit jeder Meditation immer einfacher und leichter.

Beobachte und bewerte nicht.

Vielleicht gibt es eine Instanz in Deinem Körper, die Dich heute lenkt.

Dann nimm es einfach an, so wie es ist, und so ist es gut.

Wenn Dein Geist auf Wanderschaft geht, versuche ihn wieder in den gegenwärtigen Moment, ins Hier und Jetzt zu bringen.

Finde Dich nun wieder auf Deinem Platz ein.

Bist Du in Balance?

Bist Du mit Deinem Leben zufrieden?

Stelle Dir nun die Waage der Gerichtbarkeit vor.

Auch sie soll im Gleichgewicht sein.

In die eine Seite wird das Gute hineingegeben und auf die andere Seite das Schlechte.

Vielleicht erscheint Dir eher das Bild einer Personenwaage?

Aber darüber machen wir uns heute keine Gedanken.

Vielleicht fällt Dir ein Obst- und Gemüsemarkt ein?

Die Händler wiegen ihre Waren ab und verwenden dazu kleine und größere Gewichte.

Das Gewicht und der Preis müssen auch hier in Balance sein und stimmen.

Wie sieht es mit Deiner Waage des Lebens aus?

Fühlst Du Dich im Lot?

Gibt es Überhänge auf der positiven oder negativen Seite?

Hast Du das Gefühl, wenn Du einen Schritt vorwärts gehst, machst Du am nächsten Tag zwei Schritte zurück?

Verweile hier für einen Moment und spüre nach.

Bleibe wertfrei.

PAUSE.

Im Leben hängt nicht immer alles auf eine Seite, sagt man.

Nach Regen folgt auch Sonnenschein.

Man kann diese Sprüche leicht sagen, wenn man im Gleichgewicht ist.

Da stimme ich Dir zu.

Es ist nicht immer leicht positiv zu denken, aber versuchen wir es einfach immer wieder aufs Neue.

Wenn wir ein Glas betrachten, kann man von halb voll oder halb leer sprechen.

Was ist Dir lieber?

Stelle Dir vor, Du machst bei Dir zu Hause gerade Renovierungsarbeiten.

Dazu benötigt man manchmal auch eine Wasserwaage, damit man im Lot bleibt.

Beim Krieger III oder der Standwaage versuchst Du im Gleichgewicht zu bleiben, um nicht umzufallen.

Dabei entsteht Harmonie im Körper

Verabschiede Dich von Deiner Lebenswaage und komme wieder auf Deinen Platz zurück.

Bringe wieder Bewegung in Deinen Körper und öffne Deine Augen.

Ich wünsche Dir, dass Dein Leben immer wieder zurück ins Gleichgewicht findet.

Asana Dreieck

Suche Dir nun einen Platz für die nachfolgende Meditation.

Finde einen Ort, an dem Du Dich wohlfühlst und gut entspannen kannst.

Gib Deinem Geist die Erlaubnis zur Ruhe kommen zu dürfen.

Mit jedem Atemzug findest Du Dich immer mehr an Deinem Platz ein.

Du bist bereit für unsere Reise zum Asana Dreieck.

Lasse uns beginnen.

Stelle Dir nun vor Deinem geistigen Auge ein Dreieck vor.

Ist das Dreieck nach oben oder unten gedreht?

Spirituell gibt es dazu folgende Erklärung:

- Das nach unten gedrehte Dreieck bedeutet das von Gott geschenkte Leben.
  Es dient als Zeichen für Mond, Wasser, Regen, Erde, Leben und spiegelt die weibliche Kraft wider.

- Das nach oben gedrehte Dreieck bedeutet, man wird zum Schöpfer zurückkehren. Man strebt nach oben.
  Es verkörpert die Vollkommenheit und die Harmonie.
  Es dient als Zeichen für Sonne, Feuer, Leben, Herz, Berge, spirituellem Aufstieg und bezeichnet die männliche Kraft.

Mit der Form des Dreiecks verbindet man Körper, Geist und Seele.

Versuchen wir diese Verbindung zu erspüren.

Stelle Dir einen Platz in der Natur vor.

Einen Ort, an dem Du gerne bist, Dich wohlfühlst und Kraft auftanken kannst.

Vielleicht findest Du Dich in Deinem Garten, an einem See, am Meer, im Wald oder auf einem Berg wieder.

Lasse den Ort vor Deinem geistigen Auge entstehen.

Atme durch die Nase ein und aus, so dass die Energie der Übung bei Dir bleiben kann.

Finde Dich in der aufrechten Berghaltung ein.

Nimm nun ein Bein circa einen Meter zur Seite und finde Dich in einem einfachen und sanften Grätschstand wieder.

Die Füße sind parallel zueinander.

Hebe nun einen Arm nach oben und beuge Dich zu der anderen Seite.

Spüre in die Dehnung der Flanke hinein.

Nach ein paar Atemzügen wechselst Du die Seite.

Du kannst Deinen Blick nach vorne schweifen lassen oder Deinen Kopf sanft drehen und ihn Richtung Himmel zuwenden.

Das gibt Dir die Möglichkeit, die Welt aus einer anderen Perspektive zu betrachten.

Bist Du dazu bereit oder möchtest Du alles beim Alten lassen?

Lasse Deinen Körper entscheiden, was er gerne möchte.

Bleibe wertfrei.

Die Dreiecksübung wirkt harmonisierend und aktiviert Deine Chakren.

Das Chi in Deinem Körper erhält die Einladung und die Möglichkeit zum Fließen.

Spüre in Deinen Körper hinein.

PAUSE.

Verabschiede Dich von der Position des Dreiecks.

Nimm Dich wieder auf Deinem Meditationsplatz wahr.

Bringe wieder eine sanfte Bewegung in Deinen Körper.

Fühle die neu erweckte Energie in Dir.

Wenn Du so weit bist, komme über Deine Lieblingsseite zum Sitzen zurück.

Asana Quadrat

Ich lade Dich zu einer kleinen Meditation für die Yin Yoga Übung „Quadrat“ ein.

Finde Dich in Deiner gewohnten Meditationshaltung ein.

Es ist nicht entscheidend ob im Sitzen oder im Liegen, sondern wie und wo Du Dich am wohlsten fühlst.

Schließe gerne Deine Augen und lasse Deine Gedanken vorbeiziehen wie die Wolken am Himmel.

Lasse Deinem Geist ein paar Atemzüge Zeit zur Ruhe zu kommen.

Atme neue Energie ein und atme alles aus, was Du nicht mehr benötigst.

Bist Du bereit?

Dann lasse unsere gemeinsame Reise ihren Anfang nehmen.

Begleite mich zu einem kleinen See.

Lasse in Deiner Fantasie das Bild eines Sees entstehen.

Das kann eine Urlaubserinnerung, ein Dir bekannter Badesee oder ein See Deiner Fantasie sein.

Vielleicht ist das Wasser in Deiner Vorstellung kristallklar und schimmert in der Farbe türkis.

Die Sonne schickt ihre Strahlen auf den See und es glitzert und funkelt.

Stelle Dir nun vor, Du sitzt bequem im grünen, warmen Gras.

Vielleicht entdeckst Du bunte Wiesenblumen um Dich herum.

Schau einmal genau hin.

Welche Farben und welche Blumenvielfalt kannst Du erkennen?

Rot, Blau, Gelb und auch Weiß?

Gänseblümchen, Butterblumen, Mohn, Kornblumen oder Klee?

Vielleicht kommen in Deiner Traumwelt auch ein Schilfgras und Seerosen vor.

In Deiner Fantasie kann auch gerne ein Bergpanorama vor Dir sichtbar werden.

Lasse den Ort und die Zeit in Deiner Fantasie entstehen, die Dir guttut.

Ich lade Dich nun ein in Gedanken die Yogaposition „Quadrat“ einzunehmen.

Dazu starten wir im Schneidersitz.

Bei Bedarf lege Dir etwas unter Dein Gesäß.

Das Quadrat ist eine sitzende Vorbeuge und dient der Hüftöffnung.

Eine bewegliche Hüfte ist gut für Deinen Rücken.

Gehen wir tiefer in die Position hinein.

Du entscheidest, wie weit Du gehen kannst.

Lege nun Dein rechtes Schienbein vor Dein linkes Schienbein.

Beide sind parallel zum Schultergürtel und die Fersen und Knie circa schulterbreit dazu.

Von oben betrachtet sieht es wie ein Quadrat aus.

Dieses Quadrat bilden die Fersen, die Knie und die Schultern.

Beuge Dich nun sanft mit Deinem Oberkörper nach vorne.

Lege Deine Arme und Hände entspannt ab.

Du kannst die Stirn gerne auf Yogaklötze oder einen Bolster ablegen.

Mit jeder Ausatmung lasse immer mehr los.

Spüre in diese Position hinein.

Es ist keine Kraftübung, sondern ein Loslassen.

Das Quadrat ist ein Zeichen von Stärke und Stabilität.

Kannst Du es spüren?

Das Quadrat verkörpert die vier Himmelsrichtungen.

Spüre in Deinen unteren Rücken hinein und lasse mit jeder Ausatmung immer mehr los.

Sage Dir nun folgende Affirmation vor:

„Der Schlüssel zum Glück liegt oft in der Einfachheit".

Spüre den Worten nach.

Atme die frische Seeluft ein und fülle Deine Lungen mit Sauerstoff.

Atme aus und lasse los.

Spüre in die Weite des Brustkorbes hinein.

Spüre, wie befreiend diese Atmung ist.

Wechsle Deine Beine und gehe noch einmal in diese Position hinein.

Vielleicht möchtest Du Dein Gesicht der Sonne zuwenden, bevor Du wieder sanft in die Vorbeuge gehst.

Spüre die wärmenden Strahlen der Sonne auf Deiner Haut.

Vielleicht nimmst Du anschließend die Wärme in der Vorbeuge, auch in Deinem Rücken wahr.

Eine leichte Brise streift sanft über Deine Stirn und durch Dein Haar.

Es fühlt sich gut an und es gleicht einem sanften und liebevollen Streicheln.

Vögel fliegen am Himmelszelt.

Sie ziehen ihre Bahnen und es sieht so leicht und unbeschwert aus.

Sie genießen ihre grenzenlose Freiheit.

Kummer und Sorgen verschwinden in dieser Idylle.

Du bist Eins mit Dir und der Natur.

Du bist ein Teil dieser Natur geworden.

Du bist ein Teil dieses Puzzles geworden.

Spüre dem nach.

PAUSE.

Richte Dich wieder auf und löse die Quadratposition auf.

Atme noch einmal tief ein und aus.

Verabschiede Dich von dem Ausflug an den See und komme wieder auf Deinem Platz zurück.

Mobilisiere Deinen Körper und bringe Bewegung in ihn hinein.

Wenn Du möchtest, räkle und strecke Dich oder rolle Dich ganz klein zusammen.

Tu das, was Dir jetzt guttut und Dir in den Sinn kommt.

Du kannst Dich auch gerne in eine C-Form bringen und seitlich dehnen.

Nimm einen tiefen Atemzug.

Vielleicht wird auch ein Gähnen daraus, so wie am Morgen, wenn Du aufstehst.

Wenn Du so weit bist, komme über Deine Lieblingsseite zum Sitzen zurück.

Vielleicht hast Du den Schlüssel zum Glück gefunden.

Namaste.

Asana Boot

Du befindest Dich an einem Ort, an dem Du gut entspannen kannst.

Du machst es Dir im Sitzen oder in der Rückenlage bequem.

Mit jedem Atemzug wirst Du immer leiser und immer ruhiger.

Lege alles beiseite, was Dich jetzt stören könnte und schalte gerne Dein Telefon ab.

Lenke Deinen Fokus nach innen.

Lasse Deinen Atem geschehen.

Dein Atem ist Dein ständiger Begleiter.

Ich lade Dich ein, mir auf eine Fantasiereise zu folgen.

Meine ruhige und sanfte Stimme begleitet Dich dabei.

Stelle Dir nun in Deiner Fantasie das Bild eines Flusses vor.

Der Fluss ist der Hüter von Geheimnissen.

Der Fluss bringt Wünsche auf ihren Weg zum Ziel.

Der Fluss vertreibt Kummer und Sorgen.

Der Fluss vertreibt die dunklen Seiten und lässt die Dinge wieder heller erscheinen,

Der Fluss umspült Gegenstände und macht raue Oberflächen wieder glatt und geschmeidig.

Bist Du neugierig geworden?

Dann lasse uns eine Bootsfahrt wagen.

Am Ufer des Flusses entdeckst Du ein kleines Boot.

Es ist weich ausgepolstert und steht für Dich bereit.

Du gehst auf das Boot zu.

Es lädt Dich zu einer Bootsfahrt ein.

Keine Angst, Dir kann nichts passieren, denn Dein Schutzengel wacht über Dich.

Du steigst in das Boot hinein und machst es Dir bequem.

Du nimmst die Ruder in die Hand.

Sie helfen Dir auf Kurs zu bleiben.

Dein Blick schweift umher.

Du stößt Dich vom Ufer ab und die Fahrt beginnt.

Ganz sanft gleitest Du durch das Wasser.

Du kommst an Wiesen und Feldern vorbei.

Auf einer Flussseite entdeckst Du einen wunderschönen Wald.

Er sieht fast wie ein Märchenwald aus.

Alles um Dich herum wirkt harmonisch.

Du fühlst Dich ruhig, gelöst und entspannt.

Du lässt Dich auf dem Fluss der Geheimnisse treiben.

Die Sonne scheint und umhüllt Dich mit ihrer Wärme.

Du nimmst den Duft des Wassers wahr.

Du hörst das Rauschen des Wassers.

Es spielt Dir eine sanfte Melodie vor.

Kannst Du die Melodie wahrnehmen?

Mal geht Deine Fahrt nach rechts und mal geht Deine Fahrt nach links.

Mal gibt es Kurven und ein anderes Mal fährst Du an kleinen Inseln in Form von Sandbänken vorbei.

Mal ist Deine Fahrt rasanter, mal ist die Fahrt langsamer und mal kommt sie auch fast zum Stillstand.

Genauso wie im richtigen Leben.

Du hast das Gefühl, der Fluss nimmt Kontakt zu Dir auf.

Du kannst ihm Deine tiefsten Geheimnisse und Wünsche anvertrauen.

Er ist ein guter Freund und kann Geheimnisse für sich behalten.

Es tut gut, jemandem etwas anzuvertrauen.

Es tut gut, sich etwas von der Seele zu reden.

Spüre dem nach.

PAUSE.

Du fühlst Dich ruhig, gelöst und entspannt.

Du genießt diese Reise.

Hast Du vielleicht einen Wunsch?

Dann formuliere nun Dein Sankalpa und gib es an den Fluss weiter.

Eine Intention kurz und knapp benannt, die für Dich in Erfüllung gehen soll.

Vielleicht: „Ich werde wieder gesund“.

Ich wünsche Dir von Herzen, dass Dein Sankalpa Wirklichkeit wird.

Stelle Dir nun vor Du bist in einer Yogastunde und nimmst die Position des Bootes ein.

Du wirst in Deiner Vorstellung selbst eine Art Boot.

Starte mit angewinkelten Beinen im Sitzen und finde eine aufrechte Position.

Hebe Dein Brustbein an und ziehe Deine Wirbelsäule in die Länge.

Ziehe Deine Bauchdecke sanft nach innen und in die Länge.

Wenn es Dir möglich ist, hebe beide Beine vom Boden in einem 45 Grad Winkel ab.

Gehe dabei achtsam mit Dir um.

Strecke Deine Arme sanft und parallel nach vorne zu Deinen Beinen.

Wie fühlst Du Dich in dieser Position?

Vielleicht stark?

Lasse Deinen Atem kommen und gehen und löse die Übung wieder auf.

Stärke mit dieser Übung Dein Selbstbewusstsein und zentriere Dich.

Geht es Deiner Körpermitte gut, dann geht es auch Dir gut.

Diese Position stärkt auch Dein Solarplexus Chakra.

Nimmst Du wahr, wie Dein Gleichgewicht eine Herausforderung bekommt?

Deine Muskulatur gekräftigt wird?

Wichtig ist, dass es Dir dabei gut geht.

Löse die Übung wieder auf und finde Dich wieder auf Deinem Boot ein.

Die Fahrt geht langsam zu Ende.

Du machst am Ufer halt und steigst aus dem Boot.

Es war eine schöne Reise.

Kehre langsam wieder aus Deiner Traumwelt zurück.

Fühle Deine Arme und Beine.

Wenn Du möchtest, balle mit Deinen Händen eine Faust und löse diese dann wieder.

Bewege Deine Beine und Füße.

Räkle Dich und strecke Dich.

Öffne langsam wieder Deine Augen und komme zurück in Deine Welt.

Ich wünsche Dir weitere Begegnungen mit dem Fluss der Geheimnisse.

Namaste.

Asana Tisch

Nimm eine Haltung ein, in der Du frei und ungehindert atmen kannst.

Möchtest Du dazu Deine Augen schließen?

Dann kannst Du das gerne tun.

Hast Du das Bedürfnis die Augen offen zu lassen?

Dann komme diesem Bedürfnis gerne nach.

Lasse Deinen Atem geschehen.

Nimm die Schwingungen oder Wellenbewegungen Deines Atems im Körper wahr.

Vielleicht nimmst Du es als ein Heben und Senken des Brustkorbes, des Bauches, der Schlüsselblätter oder als Ganzes wahr.

Bleibe dabei wertfrei.

Der Atem versorgt Deinen ganzen Körper mit neuer Energie.

Er ist ein wahres Wunderwerk.

Ich lade Dich nun ein, Dir ein paar Gedanken zur Yogaübung „Tisch" zu machen.

Stelle Dir diese Übung einmal vor und fühle Dich in diese Asana hinein.

Du startest dazu in der stehenden Vorbeuge.

Deine Knie sind sanft gebeugt.

Gehe achtsam mit Dir um.

Mit der nächsten Einatmung hebst Du Deinen Brustkorb an.

Dadurch erzeugst Du Länge in Deiner Wirbelsäule.

Du kannst mit den Fingerspitzen den Boden weiter berühren oder Du legst die Hände auf Deine Schienbeine.

Es sieht so aus, als ob Dein Rücken die Oberfläche eines Tisches wäre, auf dem man alles abstellen kann.

Fühle in die Länge Deiner Wirbelsäule hinein.

Fühle die Kraft Deiner Wirbelsäule.

Durch die Dehnung Deiner Körperrückseite löst Du Verspannungen und baust Stress ab.

Somit bringt diese Asana Ruhe in Deinen Körper.

Fühle und spüre Dich als Tisch.

Wenn Du so weit bist, löst Du diese Übung wieder auf.

Lenke Deine Aufmerksamkeit auf Deine Wirbelsäule.

Der Energiekanal der Wirbelsäule wird Sushumna Nadi genannt.

Stelle Dir nun vor, über Deinem Kopf schwebt eine Schale.

In der Schale befindet sich ein helles Licht, das heilende Kräfte hat.

Kippe nun sanft diese Schale und gieße das Licht langsam über Deine Wirbelsäule herab.

Das Licht verteilt sich über Deine Halswirbelsäule, die Brustwirbelsäule, die Lendenwirbelsäule, dem Kreuzbein und dem Steißbein.

Das Licht symbolisiert Kraft und Gesundheit.

Es löst Deine Anspannungen und Deine Verspannungen.

Es fließt in den Boden hinein und nimmt alles mit, was Du nicht mehr brauchst, wenn Du es gehen lässt.

Nimm Dir Zeit, dieses Licht in Deinem Körper zu verteilen.

Du kannst Wirbel für Wirbel von oben nach unten gehen.

Du kannst das Licht in Kreisbewegungen tiefer wandern lassen.

Du kannst das Licht als eine Art Massage über Deinen Körper streicheln lassen.

Finde Deinen Weg und spüre hinein.

Verweile hier für ein paar Momente.

Ich hole Dich dann wieder zurück.

Gerne kannst Du als Unterstützung Deinen Atem bewusst dazunehmen.

Nimm mit der Einatmung das Licht in Dir auf und gib mit der Ausatmung das Licht in die Erde ab.

PAUSE.

Verabschiede Dich von dem Licht und spüre in Deinen Körper hinein.

Gibt es noch eine Stelle die Deiner Aufmerksamkeit Bedarf?

Dann widme Dich diesem Teil Deines Körpers.

Nimm wahr und bleibe wertfrei.

Gib Dir Zeit, Dich besser kennenzulernen und in Deinen Körper hineinzuspüren.

Lasse Deine Atemzüge wieder tiefer und intensiver werden und komme auf Deinem Platz an.

Asana Vorbeuge im Sitzen

Mache es Dir nun so bequem wie möglich.

Lege Dich so hin, dass es Dir gut und immer besser geht.

Schließe Deine Augen, um ganz bei Dir sein zu können.

Innere Bilder können so leichter vor Deinem geistigen Auge entstehen.

Schaffe Dir eine angenehme Atmosphäre.

Bei Bedarf hänge ein „Bitte-nicht-stören-Schild" vor Deine Tür.

Lenke Deine Aufmerksamkeit nach innen und zu Dir selbst.

Lenke Deine Fantasie zu der Yogaübung „Vorbeuge".

Stelle Dir dabei vor, Du sitzt entspannt auf dem Boden und hast beide Beine ausgestreckt.

Deine Knie sind entspannt.

Bei Bedarf darfst Du Dir gerne etwas unter Dein Gesäß legen.

Mit Deiner nächsten Ausatmung beuge Deinen Oberkörper so weit nach vorne, wie es Dir möglich ist.

Du kannst auch gerne Deine Stirn auf einen Yogaklotz oder auf ein Yogabolster ablegen.

Bleibe in Deinen Schultern entspannt und lege die Unterarme entspannt auf die Unterschenkel ab.

Spüre in diese Übung hinein.

Deine Aufmerksamkeit ist dem Wurzelchakra und dem Sakral Chakra zugewandt.

Mit jeder Ausatmung lässt Du immer mehr los.

Dein Geist und Dein Nervensystem kommen immer mehr zur Ruhe.

Gleichzeitig weckst Du das Chi in Deinem Blasenmeridian.

Die sitzende Vorbeuge ist eine gute Vorbereitung auf eine nachfolgende Entspannung.

Wenn Du Einschlafschwierigkeiten hast, kann Dir diese Übung helfen.

Löse Dich gedanklich aus dieser Position und begleite mich zu einem kleinen Teich.

Dieser Teich kann in Deinem Garten, in einem Park oder auch woanders sein.

Es ist ein schöner Sommertag und Du machst Dich auf den Weg.

Ein sanfter Wind weht und streicht Dir sanft durchs Haar.

Du fühlst Dich wohl und bist Emit der Natur.

Ein Lächeln zaubert sich in Dein Gesicht.

Du fühlst Dich frei und unbeschwert.

Du blickst nach oben in den Himmel und siehst, wie die Vögel ihre Kreise ziehen.

Du beneidest sie.

Es wäre schön, die Welt einmal aus einer anderen Perspektive zu betrachten.

Schaue Dir einmal Deine Umgebung an.

Was siehst Du alles?

Was kannst Du alles entdecken?

Sträucher, Bäume, Wiesen, Gräser, Gemüse oder Blumen?

Eine wahre Farbenpracht und eine Vielfalt tun sich vor Dir auf.

Du bleibst stehen und lässt das Bild auf Dich wirken.

Dein Atem kommt und geht.

Mit jedem Atemzug kannst Du immer mehr loslassen.

Du spürst, wie sich Deine Schultern immer weiter weg von den Ohren entfernen.

Da erscheint in Deinem Blickfeld ein Teich.

Er ist umgeben von Schilf und Gräsern.

Auf der Wasseroberfläche entdeckst Du ein paar Seerosen.

Aus dem Nichts entdeckst Du eine kleine Bank.

Sie lädt Dich zum Verweilen ein.

Du machst es Dir auf der Bank bequem.

Du lehnst Dich entspannt zurück und wenn Du möchtest, schließe Deine Augen.

Die Sonnenstrahlen berühren sanft Dein Gesicht und Deinen Körper.

Du nimmst die Wärme in Dir auf und ein kleiner Seufzer entweicht aus Deinem Mund.

Du bist ruhig, gelöst und entspannt.

Du fühlst Dich wohl.

Du öffnest wieder die Augen und siehst am anderen Ufer des Teiches einen großen Stein.

Auf diesem Stein sitzt ein Vogel.

Wie dieser Vogel aussieht, entscheidet Deine Fantasie.

Du hast das Gefühl, dass Dich der Vogel ansieht.

Es ist ein liebevoller Blick.

Der Vogel spricht zu Dir: „Du kannst mir alles erzählen. Ich bin für Dich da. Ich höre Dir zu. Du kannst mir vertrauen".

Du versinkst in den Augen des Vogels.

Und ganz automatisch erzählst Du ihm alles, was Dich gerade beschäftigt und was Dir in den Sinn kommt.

Wie von alleine finden sich die Worte Deiner Sorgen, Deines Kummers, Deines Leides oder Deiner Trauer.

Der Vogel hört Dir mit einem Lächeln im Gesicht zu.

Du hast das Gefühl, er umarmt Dich und er breitet seine Flügel beschützend über Dir aus.

Es tut gut, alles einmal auszusprechen.

Du fühlst Dich mit dem Vogel verbunden.

Es ist ein ganz besonderer Ort und ein ganz besonderer Vogel.

Gedanken kommen und Gedanken gehen.

Lasse Deinen Gedanken und Gefühlen freien Lauf.

Der Vogel ist geduldig und hört Dir zu.

Es ist auch in Ordnung, wenn ein paar Tränen aus Deinen Augen kullern sollten.

An diesem Ort ist alles erlaubt.

Spüre, wie das Gefühl der Erleichterung sich in Dir breit macht.

Die Erleichterung darüber, dass Du ausgesprochen hast,
was Du schon immer sagen wolltest und nicht konntest.

Vielleicht entfleucht Dir ein tiefer Seufzer aus Deinem Mund.

Dann tu es.

Du schaust den Vogel dankbar an, aber er ist weg.

Habe ich das alles nur geträumt?

Nimm nun ein paar tiefe Atemzüge und spüre dieser Begegnung nach.

Alles ist gut.

Alles ist friedlich.

Du fühlst Dich gut.

Du machst Dich wieder auf den Rückweg.

Dazu stehst Du von der Bank auf.

Doch was ist das?

Eine Feder liegt vor Dir auf dem Boden?

„Habe ich das doch nicht nur geträumt?"

Du hebst die Feder auf und nimmst sie als Erinnerung mit nach Hause.

Die Feder vermittelt Dir das Gefühl von Leichtigkeit und Sorgenfreiheit.

Sie schenkt Dir Kraft und Zuversicht.

Du schaust Dich noch einmal um.

Es ist ein wunderschöner Ort.

Ein Ort der Ruhe.

Du verabschiedest Dich von dem Teich.

Lenke Deine Aufmerksamkeit wieder auf Deine Atmung und auf Deinen Körper.

Öffne die Augen und bewege Dich, um wieder wach zu werden.

Vielleicht stattest Du dem Teich wieder einmal einen Besuch ab.

Asana Schulterbrücke

Du liegst entspannt auf dem Boden, in einer Hängematte, in einem Liegestuhl, auf einer Couch oder in Deinem Bett.

Schließe Deine Augen und finde so zu Deiner inneren Ruhe.

Gönne Deinem Geist eine kleine Atempause.

Lasse Deine Beine locker zueinander oder sanft auseinanderfallen.

Lege Deine Arme und Hände in eine für Dich entspannten Position ab.

Du kannst dabei gerne mit Deinen Fingern das Chin-Mudra formen.

Es hilft Dir, Dich leichter zu konzentrieren.

Dabei berühren sich Daumen und Zeigefinger, so dass ein kleiner Kreis entsteht. Die anderen drei Finger sind ausgestreckt.

Spüre Deinen Körper auf Deiner Auflagenfläche.

Nimm ihn bewusst wahr und sei dankbar für dieses Geschenk.

Schwinge Dich in den Rhythmus Deines Atems ein.

Nimm wahr, wie sich Dein Brustkorb hebt und senkt.

Deine Lungenflügel weiten sich und schrumpfen wieder zusammen.

Unermüdlich wirst Du mit Sauerstoff versorgt.

Du schenkst Dir einen Moment der Stille.

Folge mir in Gedanken zu der Yogaübung „Schulterbrücke“.

Du kannst in Gedanken die Übung jederzeit abbrechen.

Komme dazu in der Rückenlage an.

Winkle Deine Beine an und stelle sie auf.

Hebe das Becken so an, dass Du einen Klotz unter Dein Steißbein legen kannst.

Senke dann Dein Becken ab.

Du kannst Dir die Übung auch ohne Klotz vorstellen.

Gerne kannst Du auch die Arme als Stütze verwenden.

Rolle Deinen Kopf sanft von rechts nach links und pendle Deinen Kopf mittig ein.

Wenn du möchtest, kannst Du auch gerne die Arme über Deinen Kopf ausstrecken.

In der Schulterbrücke werden die Meridiane Magen, Milz und Nieren angesprochen.

Bei ausgestreckten Armen auch Lunge, Herz, Herzbeutel, Dickdarm, Dünndarm und Dreifacher Erwärmer.

Spüre in die Brücke hinein.

Lasse es zu, dass sich Dein Brustkorb öffnet.

Genieße die entstehende und wohltuende Weite in Deinem Brustkorb.

Genieße die Dehnung Deiner Körpervorderseite und die Kräftigung Deines Rückens.

Die Übung unterstützt Dich bei Ängsten oder leichten Depressionen.

Stehen in Deinem Leben vielleicht gerade Veränderungen an?

Bist Du gerade dabei eine Brücke zu schlagen?

Ist es an der Zeit jemandem die Hand zu reichen, zu helfen oder gar zu verzeihen?

Dann fühle Dich in diese Übung hinein und lasse zu, was mit Deinem Körper geschieht.

Sage Dir innerlich dreimal folgenden Satz vor: „Ich lasse die Wahrheit meines Herzens sprechen.“

Ich wünsche Dir, dass Du immer die richtigen Worte findest.

Ich wünsche Dir, dass Du die Kraft hast verzeihen zu können.

Ich wünsche Dir, dass Du den Mut aufbringst um Verzeihung zu bitten.

Ich wünsche Dir, dass Du ehrlich zu Dir und zu anderen bist.

Lenke Deine Aufmerksamkeit nun in Dein Herz hinein.

Öffne Dein Herz und lasse die Liebe zu Dir selbst und zu anderen fließen.

Spüre, wie sich mit der Herzöffnung ein Lächeln in Dein Gesicht zaubert.

Es sieht so schön aus.

Sei mutig und schicke dieses Lächeln um die Welt.

Ich bin mir sicher, es kommt auf irgendeine Art und Weise zu Dir zurück.

Intensiviere Deine Atemzüge und komme wieder im Jetzt und Hier an.

Lernen wir Brücken zu schlagen, damit unser Weg leichter voran geht.

Asana Drehsitz

Lege Dich entspannt auf Deiner Unterlage ab.

Finde Dich in der Länge von den Fußspitzen bis hinauf zu Deinen Haarspitzen wieder.

Schließe zur nachfolgenden Wahrnehmung gerne Deine Augen.

Störungen werden so von Deinem Blickfeld ausgeblendet.

Nimm Deinen Geist wahr und lenke Deine Gedanken zu Dir und Deinem Körper.

Versuche Deinem unruhigen Geist dadurch eine Aufgabe zu geben.

Nimm Deinen Atem wahr.

Nimm die Schwingungen beim Ein- und Ausatmen wahr.

Bringe so Deinen Körper nach und nach in den Entspannungsmodus.

Ich lade Dich nun ein, in die Übung des Drehsitzes hineinzuspüren.

Vielleicht ist Dir der Begriff Twist bekannter.

Strecke beide Beine aus.

Beuge nun ein Bein und hebe es an.

Stelle ein Bein über das andere.

Ziehe Deine Wirbelsäule in die Länge.

Du kannst Dir gerne vorstellen, Du hättest einen Stock verschluckt.

Wenn Du mit Deinem linken Bein Dein rechtes Bein gekreuzt hast, dreht sich Deine rechte Schulter zur linken Seite.

Deine rechte Hand liegt sanft auf dem linken Oberschenkel und Du rotierst achtsam in die Drehung.

Gerne kannst Du dabei auch noch einen Blick über Deine Schulter werfen.

Du kannst so Deine Sichtweise verändern.

Gehe achtsam mit Dir um und spüre sanft in diese Position hinein.

Erlaube Dir diese Veränderung.

Die Übung erhöht die Flexibilität in Deiner Wirbelsäule und wirkt sich positiv auf sie aus.

Sie kann Schmerzen im unteren Rücken lösen.

Durch die Drehbewegung wird der Stoffwechsel der Bandscheiben und des Rückenmarks angeregt.

Durch den Druck auf Deine Bauchorgane regst Du Dein Verdauungsfeuer an.

Auf ganz natürliche Weise und ohne Zusatzstoffe oder Chemie.

Im wahrsten Sinne des Wortes verdaust Du damit auch alle Emotionen und Eindrücke des Tages.

Die mal leichter und mal schwerer wiegen.

Wechsle in Gedanken gerne die Seite.

Bleibe dabei wertfrei.

Lenke Deine Aufmerksamkeit in Deinen Körper zurück.

Stelle Dir vor, Du wärst ein Roboter und könntest Dich kaum bewegen.

Wie würde sich das anfühlen?

Ich denke irgendwie komisch.

Begleite mich auf einen kleinen Spaziergang.

Stelle Dir vor, Du gehst auf einem Forstweg im Wald spazieren.

Dein Blick ist geradeaus nach vorne gerichtet.

Du kannst in der Weite Unebenheiten oder Hindernisse rechtzeitig wahrnehmen und erkennen.

Es ist ein warmer Tag und die Bewegung tut Dir gut.

Du bist guter Dinge.

Während Du so dahin gehst, entdeckst Du auf einer Seite verschiedene Bäume und Sträucher.

Auf der anderen Seite entfaltet sich eine grüne Wiese.

Hinter Dir hörst Du ein Geräusch und Du drehst Dich um.

Du analysierst woher das Geräusch kommt.

Ein kleiner Pfad lädt Dich ein, ihm zu folgen.

Ab und zu musst Du Dich bücken, damit Du unter den Bäumen durchschlüpfen kannst.

Gut, dass Du so beweglich bist.

Deine sportlichen Aktivitäten zahlen sich nun aus.

Das Geräusch wird lauter und Du entdeckst einen Bachlauf.

Idyllisch bahnt er sich seinen Weg über Stock und Stein.

Er fügt sich wunderschön in die Waldlandschaft ein.

Du bleibst für ein paar Momente stehen und schaust diesem Naturschauspiel zu.

Es wirkt beruhigend auf Dich.

Du atmest tief ein und aus und füllst Deine Lungen mit dieser klaren Luft auf.

Es ist schön in der Natur zu sein.

Dein Blick wandert ein Stück nach oben.

Die Sonne bahnt sich einen Weg durch die Bäume.

Es sieht wunderschön und romantisch zugleich aus.

Du bist mit Dir im Frieden.

Verweile hier noch ein paar Momente und genieße Dein Walderlebnis.

Ich hole Dich dann wieder zurück.

PAUSE.

Verabschiede Dich von Deinem kleinen Spaziergang und komme wieder zurück in diesen Raum.

Öffne gerne wieder die Augen.

Bringe wieder Bewegung in Deinen Körper.

Vielleicht ist Dir danach, Dich nach rechts und links zu rollen.

Wenn Du so weit bist, komme über Deine Lieblingsseite zum Sitzen zurück.

Asana Position des Kindes

Mache es Dir auf Deinem Entspannungsplatz bequem.

Es ist ein warmer, ruhiger Ort in einer Dir vertrauten Umgebung.

Lege Dich so hin, dass es Dir gut und immer besser geht.

Schließe gerne Deine Augen, um ganz bei Dir anzukommen.

Tauche mit mir in die Yogaübung, die Position des Kindes ein.

Spüre mit mir gedanklich und bildlich dorthin.

Wenn es Dir möglich ist starte im Fersensitz.

Öffne Deine Knie nun so weit, wie es Dir guttut.

Deine Zehen dürfen sich gerne berühren.

Wandere nun mit Deinen Armen weit nach vorne.

Lasse Länge in Deinem Rücken entstehen und schiebe Dein Gesäß in Richtung Fersen zurück.

Deine Arme dürfen lang nach vorne ausgestreckt sein oder sich neben Deinem Körper ablegen.

Die Stirn berührt sanft den Boden oder ein Hilfsmittel.

Es soll Dir dabei gut gehen.

Dein Rücken kann sich entspannen, genauso wie Deine Schultern und Dein Nacken.

Deine Bauchorgane werden ganz sanft massiert.

Dein Fußrücken und Deine Fußgelenke werden sanft massiert.

Fühlt sich das nicht gut an?

Sage Dir gerne folgende Affirmation vor:

„Mit jedem Atemzug weichen Stress und Anspannung von mir“.

Spüre in die Position des Loslassens hinein.

Spüre in die beruhigende Wirkung der Übung hinein.

Lasse dabei Deinen Atem geschehen.

Manche Menschen machen sich gerne klein.

Sie sind unscheinbar und verstecken sich gerne.

Sie möchten lieber im Hintergrund bleiben und von dort aus agieren.

Betrachte noch einmal die Yogaposition Kind.

Stelle Dir vor, Du wärst ein Säugling.

Du rollst Dich ganz klein zusammen und kuschelst Dich an Deine Mama oder Deinen Papa.

Du genießt die Wärme und die Nähe des Menschen, der Dich hält.

Du fühlst Dich geborgen und beschützt.

Du darfst einfach sein und loslassen.

Das fühlt sich richtig gut an.

Stelle Dir nun vor, Du bist der Mensch, der den Säugling hält.

Welches Gefühl löst das in Dir aus?

Ich wage zu behaupten, das Gefühl der Liebe.

Ein wahrlich schönes Gefühl.

Wir genießen solche Momente der Verbundenheit und der Vertrautheit.

Wir freuen uns, wenn dabei unser Herz vor Glück übergeht.

Spüre dem nach.

Spüre noch einmal in die Yogaposition hinein.

Fühle Du Dich getragen von der Erde.

Die Mutter Erde beschützt auch Dich und nimmt Dich so an, wie Du bist und so ist es gut.

Verweile hier noch für einen Moment.

Löse Dich langsam aus Deiner Position und richte Dich wieder auf.

Öffne Deine Augen und komme auf Deinem Entspannungsplatz an.

Bewege Dich so, dass Du wieder im Sitzen ankommst.

Namaste.

Asana Päckchen

Suche Dir für unsere Meditation eine Position, in der Du Dich wohlfühlst.

Mache es Dir im Sitzen oder im Liegen so gemütlich wie möglich.

Lege Deine Arme und Beine in einer für Dich entspannten Position ab.

Es sollte Dich nichts einengen oder stören können.

Wenn Du möchtest, schließe nun gerne Deine Augen.

So können Bilder leichter vor Deinem geistigen Auge entstehen.

Du nimmst auch meine Stimme bewusster wahr.

Stelle Dir nun vor, Du liegst in der Rückenlage auf dem Boden.

Es ist das Ende einer Yogastunde.

Spüre in die Auflagenfläche Deines Körpers hinein.

Senke Deine Schultern und lasse los.

Der Abstand zu Deinen Ohren wird immer größer.

Du kannst die Beine weiter geöffnet lassen oder sie schließen.

Es soll Dir gut und immer besser gehen.

Beuge Deine Knie und ziehe die Beine so nahe wie möglich zu Dir heran.

Umfasse Deine Knie gerne mit Deinen Händen.

Spüre in die Position des Päckchens hinein.

Spüre in Deinen Körper hinein.

Spüre, wie Dein unterer Rücken entlastet und gedehnt wird.

Durch den Druck der Beine auf Deine Bauchorgane erhältst Du für diese eine sanfte Massage.

Du fühlst Dich umarmt und Du fühlst Dich geborgen.

Mit jedem Atemzug wirst Du immer ruhiger.

Genieße das Loslassen im unteren Rücken.

Stelle Dir vor es ist Wochenende und Du liegst noch gemütlich in Deinem warmen Bett.

Heute klingelt kein Wecker, denn Du hast frei.

Du machst Dich ganz klein und kuschelst Dich in Deine Bettdecke hinein.

Vielleicht liegst Du auf der Seite und holst beide Beine nahe zu Dir heran.

Du genießt die Wärme unter der Bettdecke.

Ein Lächeln zaubert sich in Dein Gesicht.

Du fühlst Dich wohl.

Nimm Deine Umgebung um Dich herum wahr.

Du bist bei Dir zu Hause.

Du fühlst Dich sicher und geborgen.

Du bist in Deine Bettdecke eingehüllt und es fühlt sich wie eine sanfte Umarmung an.

Wenn Du möchtest, lasse Deine Augen noch etwas geschlossen.

Welche Bilder erscheinen vor Deinem geistigen Auge?

Wie fühlst Du Dich?

Nimmst Du Wärme, Geborgenheit und Zufriedenheit wahr?

Wenn Dir danach ist lasse ein Gähnen oder ein Seufzen entstehen.

Du kuschelst Dich noch einmal tief in Dein Bett hinein.

Du genießt diesen Moment der Behaglichkeit.

Du verweilst hier noch für ein paar Atemzüge.

Du fühlst Dich ruhig, gelöst und entspannt.

Du öffnest wieder Deine Augen und bringst Bewegung in Deinen Körper.

Vielleicht magst Du nochmal beide Beine zu Dir ranholen und Deinen unteren Rücken dehnen und mobilisieren?

Du fühlst Dich wohl und freust Dich auf Dein freies Wochenende.

(oder Du fühlst Dich wohl und freust Dich auf den heutigen Tag).

Asana Tänzer /Tänzerin

Komme bequem in der Rückenlage an.

Wenn Du möchtest, kannst Du Deine Fußsohlen auf den Boden platzieren oder Deine Beine lang ausstrecken.

Rolle Deine Oberschenkel sanft nach außen.

Wenn es sich für Dich gut anfühlt, strecke Deine Arme weit weg von Dir und drehe die Handflächen nach oben.

Erlaube Deinem Körper komplett loszulassen und in den Boden hineinzuentspannen.

Spüre die Auflagenfläche Deines Körpers und lasse Dich tiefer in die Unterlage sinken.

Werde Dir Deiner Atmung bewusst.

Es ist ein beruhigender Atem.

Er geschieht von allein.

Wenn Du möchtest, begleite mich auf eine kleine Reise.

Hörst Du gerne Musik?

Dann stelle Dir vor es wird gerade Dein Lieblingslied gespielt.

Vielleicht zaubert sich dabei auch ein Lächeln in Dein Gesicht?

Das Lied lädt Dich zum Tanzen ein.

Lasse nun vor Deinem geistigen Auge das Bild eines Tanzsaales entstehen.

Du bist ganz für Dich allein auf der Tanzfläche.

Du wiegst Dich im Takt der Musik und genießt die Bewegung zur Musik.

Du kannst ruhig mutig sein, es schaut Dir keiner zu.

Vielleicht bist Du eine Primaballerina oder ein Standardtänzer?

Lasse Dich zur Musik treiben.

Gerne kannst Du auch Deine Augen schließen.

Spüre die Musik.

Nimm die Schwingungen der Musik wahr.

Lebe die Musik.

Ein Gefühl von Freiheit entsteht.

Lenke Deine Aufmerksamkeit auf Deinen Körper.

In diesem Tanzsaal wollen wir die Yogafigur „Tänzer" wagen.

Du stehst aufrecht und machst Dich ganz lang.

Du verlagerst das Gewicht auf ein Bein und winkelst das andere Bein an.

Du greifst mit einer Hand nach innen und versuchst Dein Fußgelenk zu fassen.

Der andere Arm wandert zur Decke.

Bei Bedarf hilf Dir mit einem Gurt, um Deinen Arm zu verlängern.

Deine Hüfte bleibt parallel zum Boden.

Gerne kannst Du mit Deiner freien Hand das Chin-Mudra formen.

Spüre in diese aufrechte Position als Tänzer oder Tänzerin hinein.

Spüre die Vitalität dieser Übung.

Öffne damit Deinen Brustraum und nimm die Weite wahr.

Spüre die Flexibilität Deiner Wirbelsäule.

Du kannst jederzeit die Seite wechseln.

Dehne Deine Bauchdecke und stärke Deine Bein- und Gesäßmuskulatur.

Du bist ein Tänzer oder eine Tänzerin und findest Dich immer wieder in der Balance.

Wenn Du möchtest, schließe gerne Deine Augen.

Vielleicht möchtest Du Dir auch vorstellen, Du stehst auf der Bühne und bist Teil einer Showgruppe.

Vielleicht ist das ein geheimer Wunsch von Dir?

Die Aufführung ist beendet und Du hörst den tosenden Applaus der Zuschauer.

Das wäre doch ein schönes Gefühl.

Du bist lieber für Dich alleine?

Das ist auch in Ordnung.

Dann applaudiere ich jetzt Dir, dass Du es gewagt hat, mit mir ein Tänzchen auszuprobieren.

Ich finde, das hast Du sehr gut gemacht.

Verabschiede Dich nun von Deinem Tänzchen und komme wieder mit geöffneten Augen auf Deinem Platz an.

Asana Kobra

(Wenn Du eine Phobie gegen Schlangen hast, lasse diese Geschichte aus)

Finde eine für Dich entspannte Position.

Wenn es möglich ist, starte heute in der Bauchlage.

Überprüfe, ob alles so ist, wie Du es brauchst, damit Du die nächste Zeit ungestört genießen kannst.

Zeit für Dich und Zeit für Deinen Körper.

Gönne Deinem Körper diese kleine Auszeit.

Alles, was Du jetzt wahrnehmen kannst, hilft Deinem Körper, immer mehr loszulassen und zu entspannen.

Lasse Dich überraschen was dabei geschieht.

Gib Dir die Erlaubnis, Dich auf eine entspannte Zeit mit Dir und mir einzulassen.

Heute machen wir uns auf die Reise in die Welt der Tiere.

Wir werfen einen kleinen Blick in den Tierpark.

Dazu gehen wir in ein Glashaus, wo einige Terrarien zu finden sind.

In diesen befinden sich verschiedene Schlangen.

Wir interessieren uns heute für die Königin der Schlangen, nämlich die Kobra.

Die Kobra ist hinter Glas und Dir kann nichts passieren.

Solltest Du ein Unwohlsein verspüren, brich diese Entspannung bitte ab.

Schauen wir uns die Königskobra einmal genauer an.

Sie ist die größte Giftschlange der Welt.

Schlangen kriechen am Boden entlang.

Stelle Dir einmal vor, Du kriechst am Boden entlang und würdest Staub schlucken.

Du nimmst alles knapp über dem Boden wahr.

Im Angriffsfall kannst Du Dich aufrichten und strahlst etwas Majestätisches aus.

Aus einem unscheinbaren Wurm wird etwas Furchteinflößendes.

Man könnte auch Erhebendes sagen.

Der Blickwinkel und die Perspektive verändern sich.

Spüre einmal in diese Kobra hinein.

Dazu startest Du in der Bauchlage.

Deine Beine sind ausgestreckt und Deine Fußrücken liegen auf dem Boden auf.

Du schiebst die Oberschenkel und Dein Schambein fest in den Boden.

Du winkelst Deine Arme an.

Deine Hände liegen auf Brusthöhe eng am Körper.

Sanft hebst Du Deinen Oberkörper an und spürst in Deinen Körper hinein, wie weit Dich Dein Weg führt.

Gehe achtsam mit Dir und Deinem Körper um.

In unserer Vorstellung sind wir bei der Babykobra.

Die Kobra hilft gegen Müdigkeit und Antriebsschwäche.

Du atmest tief in Deinen Brustkorb hinein.

Öffne Dein Herz und lasse die Liebe zu Dir selbst und zu anderen fließen.

Wie fühlst Du Dich als Kobra?

Welche Bilder und Gedanken entstehen in Dir?

Gehe aus der Übung wieder sanft heraus und spüre nach.

Verabschiede Dich von der Kobra und finde Dich im Hier und Jetzt wieder ein.

Bringe nun eine wohltuende Bewegung in Deinen Körper und öffne wieder Deine Augen.

Danke, dass Du mich auf den Ausflug in die Tierwelt begleitet hast.

Asana Schwan/Taube

Du machst es Dir ganz bequem.

Du nimmst Deinen Körper physisch und mental wahr.

Du bist ruhig, gelöst und entspannt.

Mit jedem Atemzug gelingt Dir dies immer leichter.

Lenke Deine Aufmerksamkeit in Deinen Körper.

Deine Hände und Arme werden ganz schwer.

Dein Nacken und Deine Schultern werden ganz schwer.

Deine Füße und Beine werden ganz schwer.

Dein ganzer Körper wird schwer.

Dein ganzer Körper fühlt sich warm an.

Dein Atem geht ruhig und gleichmäßig.

Dein Gesicht ist gelöst und entspannt.

Dein Kopf ist frei und leicht.

Dein Geist wird ruhig und leiser.

Ich lade Dich ein, mich auf einem kleinen Spaziergang zu begleiten.

Du machst Dich auf den Weg zu einem Wald in Deiner Nähe.

Du spazierst gemütlich dorthin.

Dabei säumen Wiesen und Felder Deinen Weg.

Du erfreust Dich am Anblick von bunten Wiesenblumen.

Welche Farben und welche Blumen kannst Du entdecken?

Dein Blick schweift umher.

Du entdeckst einen Hasen, der über das Feld hoppelt.

Du kommst am Waldstück an und überquerst einen Damm.

Dahinter geht Dein Weg weiter und führt Dich an einen kleinen Fluss.

Er begleitet Dich nun auf Deinem Spaziergang.

Das Rauschen des Wassers wirkt beruhigend auf Dich.

Das Wasser fließt mal langsamer und mal schneller.

Es überwindet Stock und Stein.

Der Flusslauf teilt sich auch manchmal und legt eine Insel frei.

Vielleicht möchtest Du dem Fluss Deine Geschichte erzählen.

Du kannst an das Wasser abgeben, was Dich belastet.

Es trägt Deinen Ballast mit sich fort.

Versuche es einfach einmal.

Vielleicht fühlst Du Dich danach leichter und unbeschwerter.

Der Fluss ist ein guter Zuhörer.

Am Ufer entdeckst Du ein paar Schwäne.

Erhobenen Hauptes schwimmen sie in ihrem weißen Federkleid so vor sich hin.

Ein schönes idyllisches Bild.

Möchtest Du Dich einmal wie ein Schwan fühlen?

Dann lade ich Dich nun in die Yogaposition Schwan ein.

Finde Dich dazu in Gedanken in den herabschauenden Hund ein.

Bringe nun ein Bein gebeugt nach vorne und senke Dich ab.

Finde dazu den richtigen Winkel für Dein Knie.

Strecke das andere Bein nach hinten aus.

Die Hüfte ist parallel zum Boden.

Bei Bedarf lege Dir etwas unter.

Du kannst Dich mit dem Oberkörper nach vorne ablegen oder aufrichten und abstützen.

Gehe achtsam mit Dir um.

Wechsle danach auch die Seite.

Wie fühlst Du Dich als Schwan?

Manche sagen auch Taube zu dieser Übung.

Ich hoffe, ich verwirre Dich damit nicht.

Diese Übung löst Ängste, Verspannungen und Stress.

Ferner öffnet sie die Hüften und dehnt den Muskel mit Namen „Psoas“.

Mit jeder Ausatmung lasse immer mehr los.

Vielleicht magst Du Dir auch die Farbe Weiß des Schwans dazu vorstellen.

Verweile hier für einen Moment.

Ich hole Dich dann wieder zurück.

PAUSE.

Löse Dich von dem Bild des Schwanes und finde Dich wieder an Deinem Platz ein.

Dein Spaziergang ist zu Ende und Du machst Dich auf den Weg nach Hause.

Der Spaziergang hat Dir gutgetan.

Wenn es Dir danach ist, hole beide Beine zu Dir heran und entlaste Deinen Rücken.

Öffne Deine Augen und nimm einen tiefen Atemzug.

Es darf gern ein Seufzen oder Gähnen entstehen.

Wenn Du so weit bist, komme wieder zum Sitzen zurück.

Asana Libelle

Du liegst in Deiner Wohlfühlposition entspannt auf dem Boden.

Du spürst in Deinen Körper hinein.

Was nimmst Du dabei wahr?

Scanne Deinen Körper und bleibe dabei wertfrei.

Du bist ruhig, gelöst und entspannt.

Deine Arme und Hände fühlen sich ganz leicht an.

Dein Nacken und Deine Schultern sind ganz leicht.

Deine Füße liegen sanft mit den Fersen auf dem Boden.

Die Fußspitzen fallen etwas nach außen.

Deine Lippen sind leicht geöffnet und Dein Kiefergelenk kann sich entspannen.

Deine Stirn ist glatt und sorgt so für ein entspanntes Gesicht.

Du gibst alle Anspannungen und Verspannungen in den Boden ab.

Du bist ruhig, gelöst und entspannt.

Wenn es nicht schon längst geschehen ist, schließe Deine Augen.

Bilder können sich so vor Deinem geistigen Auge leichter entfalten.

Stelle Dir nun vor es ist Sommer.

Du liegst auf Deiner Liege oder Deiner Decke an einem Badeweiher oder See.

Lasse das Bild in Deiner Fantasie nach und nach entstehen.

Die Form des Weihers oder Sees nimmt langsam Gestalt an.

Die Sonne scheint und ihre Strahlen glitzern und funkeln auf der Wasseroberfläche.

Sie schickt auch ihre wärmenden Strahlen auf Dich herab.

Kannst Du sie auf Deiner Haut spüren?

Es ist ein schönes Gefühl.

Das Wasser ist glasklar und hat die Farbe türkis.

Es lädt Dich zum Schwimmen ein.

Am Ufer wachsen verschiedene Sträucher und Gräser.

Eine Heimat und Schutz für Insekten und Vögel.

Vielleicht entdeckst Du ein paar schnatternde Enten und Schwäne.

Ein idyllisches Bild.

Du liegst entspannt auf Deinem Platz und spürst, dass sich etwas auf Dein Knie gesetzt hat.

Du schaust hin und entdeckst eine Libelle.

Welche Farbe hat die Libelle?

Vielleicht blau?

Sie sieht sehr schön aus und Du beobachtest sie eine Weile.

In der Schule hast Du einmal davon gehört, dass sie Mücken und Bremsen vertreibt.

Die Libelle fliegt wieder davon und Du schaust ihr nach.

Es ist Zeit sich auf den Weg in das türkisfarbene Wasser zu machen.

Gesagt getan.

Du stehst auf und gehst Schritt für Schritt auf das Wasser zu und auch hinein.

Eine herrliche Erfrischung.

Wenn Du so weit bist tauche in das Wasser ein und schwimme los.

Schwerelos treibst Du im Wasser und genießt den Augenblick.

Spüre dem nach.

PAUSE.

Du schwimmst wieder ans Ufer zurück und lässt Dich von der Sonne trocknen.

Kommen wir noch einmal zur Libelle zurück und betrachten wir diese auf eine andere Art und Weise.

Finde Dich dazu in einer Yin Yogastunde ein.

Du sitzt auf dem Boden und grätschtst Deine Beine so weit wie es Dir möglich ist.

Gerne kannst Du Dich auch erhöht hinsetzen oder die Knie sanft beugen.

Du bewegst Deinen Oberkörper sanft nach vorne und spürst die Dehnung in der Wirbelsäule, in den Oberschenkeln und auch in den Beininnenseiten.

Du legst die Arme in einer für Dich entspannten Position ab.

Gerne kannst Du auch Yogaklötze oder ein Bolster als Hilfe verwenden.

Lerne loszulassen und vermeide wie in der Kräftigung zu halten.

Vielleicht spürst Du auch wie sich Deine Hüfte immer weiter und mehr öffnet.

Stehst Du gerade unter Stress?

Dann lasse los.

Stelle Dir dabei vor, wie Du von der Mutter Erde getragen wirst.

Löse die Position nach circa drei Minuten auf.

Bei Bedarf auch früher.

Gehe achtsam mit Dir um.

Verabschiede Dich von dieser Übung und finde Dich an Deinem Platz wieder.

Spüre der Libelle und Deinem Ausflug an das Wasser nach.

Bringe wieder eine sanfte Bewegung in Deinen Körper und öffne langsam Deine Augen.

Fühle Dich wach und erfrischt, wie nach einem kühlenden Bad im Wasser.

Du fühlst Dich ruhig, gelöst und entspannt.

Wenn Du so weit bist komme über Deine Lieblingsseite zum Sitzen zurück.

Asana Stuhl

Mache es Dir nun in Deiner Meditationshaltung bequem, so dass Du Dich gut entspannen kannst.

Wenn Du möchtest, schließe Deine Augen oder lasse sie geöffnet.

Tauche mit mir in eine Meditation ein und öffne das Tor zu Deiner Fantasie.

Du bist in einer für Dich bequemen Position angekommen.

Lenke Deine Aufmerksamkeit auf Deinen Atem.

Nimm Deine Atemzüge bewusst wahr.

Wie lange atmest Du ein und aus?

Spürst Du dabei einen Unterschied?

Spüre, beobachte und bewerte nicht.

Freue Dich über Deinen Anker des Lebens

Konzentriere Dich nun auf ein tägliches Ereignis.

Stelle Dir vor, Dein Wecker klingelt und Du stehst voller Tatendrang auf.

Du begibst Dich ins Bad und erledigst Deine Morgentoilette.

Du ziehst Dich an und machst Dich auf den Weg in die Küche.

Es ist Zeit für ein Frühstück.

Du hast Lust den Radio einzuschalten.

Was für ein Zufall?

Sie spielen gerade Dein Lieblingslied.

Ein zartes Lächeln erscheint in Deinem Gesicht und Du beginnst mitzusingen.

Mit Deinem Gesang steigt auch Deine gute Laune.

Der Duft von Kaffee liegt in der Luft.

Du holst Dein vorbereitetes Müsli aus dem Kühlschrank und schneidest Dir noch ein bisschen Obst hinein.

Du schnappst Dir Deine Tasse Kaffee und Dein Müsli und stellst Beides auf den Küchentisch.

Du setzt Dich auf einen Stuhl und beginnst mit Deinem Frühstück.

Du freust Dich auf den heutigen Tag.

Du triffst Dich am Nachmittag noch mit ein paar Freunden.

Ein Blick aus dem Fenster verspricht einen schönen Tag.

Die Sonne scheint und Du fühlst Dich wohl.

Lasse uns gemeinsam einen Stuhl im Zusammenhang mit Yoga betrachten.

Die Asana Stuhl ist eine kraftvolle Übung, die aber auch viel Energie zurückgibt.

Du beginnst in der Standposition.

Wenn es Dir möglich ist strecke Deine Arme nach oben.

Bringe Länge in Deinen Oberkörper.

Wenn Du so weit bist, beuge sanft Deine Knie und senke Dein Gesäß ab.

Verweile hier für ein paar Atemzüge und spüre die Kraft in Dir.

Du kräftigst Deinen Körper und stimulierst Dein Herz und Dein Zwerchfell.

Du stimulierst Dein Wurzelchakra und das Solarplexus Chakra.

Es ist eine gute Übung in den Tag zu kommen und setzt so Energie frei.

Löse Dich von Deiner Stuhlposition und komme wieder ganz bei Dir an.

Vielleicht spürst Du die neu gewonnene Energie.

Vielleicht konntest Du Dein Herz öffnen und die Liebe fließen lassen.

Lenke Deine Aufmerksamkeit wieder Deinem Atem zu.

Der Anker des Lebens funktioniert auch in der Meditation weiter.

Lasse diesen Anker nun kraftvoller werden und fühle Dich wieder wach und erfrischt.

.

Asana Schmetterling

Du bist auf Deinem Meditationsplatz angekommen.

Mache es Dir so bequem wie möglich.

Gib Deinem Körper etwas Zeit zur Ruhe zu kommen.

Tauche mit mir sanft in die Welt des Loslassens ein.

Wenn Du möchtest, begleite mich auf eine kleine Reise in die Welt der Schmetterlinge.

Lasse dazu vor Deinem geistigen Auge das Bild einer grünen Wiese entstehen.

Vielleicht entsteht vor Deinem geistigen Auge das Bild Deines Gartens?

In Deiner Fantasie ist alles möglich.

Wir befinden uns in der Jahreszeit Frühling.

Du siehst Dich sitzend auf einer Bank, im Stuhl oder im grünen Gras.

Der Duft des Frühlings liegt in der Luft.

Kannst Du ihn riechen?

Auf der Wiese sprießen die ersten Frühlingsboten in den verschiedensten Farben.

Sie bahnen sich einen Weg aus der Erde und wachsen der Sonne entgegen.

Welche Farben erkennst Du?

Rot, gelb, blau, lila, weiß oder orange?

Was fliegt denn da vor Dir?

Es sind Schmetterlinge.

Sie flattern in der Luft und machen auf den Blumen eine kleine Pause.

Sie tauchen in den Blumennektar ein und fliegen weiter.

Betrachte das bunte Spektakel.

Welche Schmetterlinge entdeckst Du?

Welche Farben haben die Schmetterlinge?

Einer ist schöner als der andere.

Die Schmetterlinge strahlen eine Ruhe aus.

Möchtest Du auch gerne ein Schmetterling sein?

Wie würdest Du aussehen?

Spanne Deine Flügel und schwinge sie.

Stelle Dir einmal vor, Du bist ein Schmetterling und fliegst hoch in der Luft.

Du kannst die Welt aus einer anderen Perspektive betrachten und alles unter Dir scheint klein und unwichtig zu sein.

Spüre die grenzenlose Freiheit.

Verweile hier für einen Moment.

Nimm ein paar tiefe Atemzüge und atme die herrliche Frühlingsluft ein.

Erlebe das Erwachen der Natur.

Du fühlst Dich ruhig, gelöst und entspannt.

Verweile noch ein wenig in Deinem Schmetterlingserlebnis.

Ich hole Dich dann wieder zurück.

PAUSE.

Lande wieder auf Deinem Platz und finde Dich in der Rückenlage ein.

Betrachte nun den Schmetterling in einer Yin Yoga Pose.

Dazu stelle beide Beine auf und lasse die Knie sanft nach außen fallen und lasse los.

Gerne kannst Du ein Hilfsmittel unter die Knie legen, damit Du jede Spannung loslassen kannst.

Dehne somit Deine Oberschenkelvorderseiten.

Die Hüfte und die Körpervorderseite freuen sich über die Öffnung.

Dein Rücken darf entspannen und könnte dabei wie eine Katze schnurren.

Dein Leber- und Nierenmeridian wird dabei angeregt.

Akzeptiere Dich so wie Du bist und so ist es gut.

Lasse Deine Atmung durch Deinen ganzen Körper strömen.

Spüre in Deinen Körper hinein.

Du fühlst Dich ruhig, gelöst und entspannt.

Du bist ruhig, gelöst und entspannt.

Verabschiede Dich vom Schmetterling und komme in die Realität zurück.

Dafür bringe eine wohltuende Bewegung in Deinen Körper hinein und öffne Deine Augen.

Wenn Du so weit bist, finde wieder zum Sitzen zurück und anschließend zum Stehen.

Asana Adler

Nimm eine bequeme Position ein, in der Du Dich wohlfühlst.

Gönne Dir eine kleine Auszeit vom Alltag.

Erlaube Deinem Geist und Deinem Körper herunterzufahren.

Damit beruhigst Du Dein Nervensystem und senkst Deinen Muskeltonus im Körper.

Über Deinen Atem brauchst Du Dir keine Gedanken zu machen, der geschieht von ganz alleine.

Wenn Du möchtest, lasse bei Deinem nächsten oder übernächsten Atemzug ein Seufzen oder Gähnen los.

Dein Körper und Du, gemeinsam seid ihr für die folgende Fantasiereise bereit.

Lasse nun vor Deinem geistigen Auge eine Berglandschaft entstehen.

Du entscheidest, in welcher Jahreszeit wir uns befinden.

Erblüht die Natur im Frühling?

Genießt Du die Wärme im Sommer?

Erstrahlen die Laubbäume in den schönsten Herbstfarben?

Sind die Gipfel der Berge mit Schnee überzuckert?

In Deiner Fantasie ist alles möglich.

Du hast bestimmt ein schönes Bild vor Deinen Augen.

Stelle Dir nun vor, Du bist nach einer schönen Wanderung oben auf dem Gipfel angekommen.

Du setzt Dich auf einen Felsen und machst eine kleine Pause.

Du lässt Deinen Blick in der Landschaft umherschweifen.

Im Tal unter Dir erscheint alles freundlich, friedlich und klein.

Eine endlose Bergwelt breitet sich vor Dir aus.

Ein Gefühl von Freiheit und Unbeschwertheit breitet sich in Dir aus.

Ein Lächeln zaubert sich in Dein Gesicht und Du fühlst Dich wohl.

Du spürst, wie Du immer mehr zur Ruhe kommst und eins mit der Natur wirst.

Du genießt die frische und klare Bergluft.

In der Ferne entdeckst Du einen Vogel am Himmelszelt.

Er zieht seine Kreise.

Der Vogel kommt näher und Du kannst nun erkennen, dass es sich um einen Adler handelt.

Dein Blick fokussiert sich weiter und Du entdeckst am gegenüberliegenden Berg den Adlerhorst.

Ein wunderschönes Bild.

Möchtest Du nicht am liebsten Deine Arme ausbreiten und losfliegen?

In Deiner Fantasie kannst Du das gerne machen, aber bitte nicht in der Realität.

Spüre Dich einmal als Adler.

Lasse Dich darauf ein.

Ich gebe Dir dazu etwas Zeit.

PAUSE

Verabschiede Dich von Deinem Gipfelerlebnis und komme wieder zurück.

Ich lade Dich nun ein, Dir die Yogaübung Adler vorzustellen.

Unsere Ausgangsposition ist der aufrechte Stand oder auch die Berghaltung genannt.

Wenn es Dir möglich ist, beuge sanft Deine Knie und kreuze danach ein Bein über das andere.

Wenn Du mit dem rechten Bein kreuzt, bringst Du Deinen rechten Arm nach vorne und legst den linken Arm gebeugt in die rechte Ellbogenbeuge.

Wenn es Dir möglich ist, berühren sich die Handinnenflächen.

Dein Oberkörper ist sanft nach vorne gebeugt.

Dein Blick senkt sich in Richtung Boden.

Führe in Gedanken die Übung so aus, wie sie für Dich möglich ist.

Spüre wie dabei Dein Geist klarer und ruhiger wird.

Du fokussierst Dich ganz und gar auf die Übung.

Spüre in die Kräftigung Deines Körpers hinein und aktiviere Deinen Gleichgewichtssinn.

Durch das Überkreuzen regst Du beide Gehirnhälften an.

Spüre in die Übung hinein und wechsle gerne zur anderen Seite.

Vielleicht möchtest Du Dich noch einmal als Adler fühlen uns spüren?

In Deiner Fantasie ist alles möglich.

Genieße Deinen Flug.

Setze langsam wieder zur Landung an und löse Dich aus Deiner Position.

Komme wieder in diesem Raum und bei Dir an.

Spüre in Deinen Körper hinein.

Ich hoffe Dir hat der Adler gutgetan.

Bringe ein Strecken und Räkeln in Deinen Körper hinein.

Öffne wieder die Augen und nimm alles um Dich herum wahr.

Vielleicht spürst Du, dass Deine Sinne geschärft wurden.

Wenn Du so weit bist, stehe auf und freue Dich auf das, was Du heute noch vor Dir liegt.

Asana Kamel

Finde eine bequeme, aufrechte Sitzposition, so dass die Energie in Deiner Wirbelsäule gut fließen kann.

Lege Deine Arme in eine für Dich entspannte Position ab.

Du kannst Deine Handflächen zur Decke schauen lassen, um Energie aufnehmen zu können.

Du kannst aber auch Deine Handflächen Richtung Erde drehen, um alles Belastende in die Erde abfließen zu lassen.

Wenn es Dir guttut, forme gerne das Chin-Mudra mit Deinen Händen.

Es hilft zur Konzentration und Ruhefindung.

Nimm nun ein paar Atemzüge und spüre Deinen Atem.

Mit der Einatmung nimmst Du Energie und Sauerstoff in Deinen Körper auf und mit der Ausatmung entweicht alles Belastende und die verbrauchte Luft aus Deinem Körper.

Atme ein und nimm Positives auf.

Atme aus und gib Negatives ab.

Lasse Deine Gedanken vorbeiziehen wie die Wolken am Himmel und bleibe bei Dir und Deinem Atem.

Lasse Störendes an Dir vorbeifließen und schenke diesem keine Beachtung.

Du bist zur Ruhe gekommen?

Dann starten wir unsere kleine Fantasiereise.

In Gedanken besuchst Du heute einen Zoo.

Du löst an der Kasse eine Eintrittskarte und gehst auf das Gelände.

Hinweisschilder bitten Dich auf den Wegen zu bleiben und die Tiere nicht zu füttern.

Welche Tiere entdeckst Du auf Deinem Weg?

Vor Dir siehst Du ein paar rosafarbene Flamingos.

Du möchtest auch gerne so lange auf einem Bein stehen können.

Stelle Dir das doch gerne einmal vor.

Dein Weg führt Dich zu einem großen Gehege.

Darin befinden sich Elefanten.

Sie können mit ihrem langen Rüssel riechen, tasten und auch greifen.

Ein Elefant ist ein Tier mit den größten Ohren.

Ob er damit auch gut hören kann?

Neben einem Elefanten kommt man sich richtig klein vor.

Dein Weg führt Dich an Zebras vorbei.

Sie sind schwarz-weiß gestreift.

Oder weiß-schwarz gestreift?

Weißt Du was richtig ist?

Weiter geht das Zooerlebnis im Affenhaus.

Du siehst Schimpansen, Gorillas und Orang-Utans.

Es ist schön ihnen zuzuschauen.

Findest Du eine Ähnlichkeit mit uns Menschen?

Bleibe wertfrei.

Auf Deinem Weg siehst Du auch noch Kängurus und Giraffen.

So ein langer Hals wäre manchmal nicht ganz verkehrt, damit man besser sehen kann.

Es folgen Tiger, Löwen, Panther und Pumas.

Du entdeckst Eisbären und Pinguine.

Pinguine gehen so lustig und sehen aus, als ob sie einen Frack tragen würden.

Möchtest Du das gerne nachmachen?

In Deiner Fantasie ist alles möglich.

Also watscheln wir eine Runde miteinander.

Nun kommen wir bei den Kamelen, Lamas und Dromedaren vorbei.

Vorsicht ist geboten, denn eines der Tiere ist fürs Spucken bekannt.

Weißt Du welches Tier ich meine?

Diese Tiere findest Du auch in der Wüste.

Würdest Du gerne einmal in die Wüste reisen?

Ich lade Dich nun ein, mit mir in die Yogaposition „Kamel“ hineinzuspüren.

Starte dazu im Kniestand.

Bei Bedarf lege Dir gerne etwas unter Deine Knie.

Richte Deinen Oberkörper auf.

Lege gerne Deine Hände stützend auf Deinen unteren Rücken und beuge Dich so weit nach hinten, wie es Dir guttut.

Du entscheidest über die Intensität Deiner Übung.

Spüre die Weite und Öffnung in Deinem Brustkorb, sowie die Dehnung Deiner Körpervorderseite.

Nimm die Beweglichkeit Deiner Wirbelsäule wahr und gehe achtsam damit um.

Verbessere Deine Atem- und Lungenfunktion.

Vertreibe die Müdigkeit und vielleicht auch Deine Ängste.

Lasse auch die Weite in Deinem Herzen zu und spüre, wie Wärme und Liebe entstehen.

Verweile hier für ein paar Atemzüge und komme dann wieder zurück.

Löse Dich aus der Kamelposition, verlasse wieder den Zoo und mache Dich auf den Heimweg.

Komme wieder an Deinem Platz an.

Öffne Deine Augen und freue Dich über das Gefühl in Deinem Herzen.

Asana „Liegende Banane"

Mache es Dir in der Rückenlage bequem.

Lege Dich so hin, dass es Dir gut und immer besser geht.

Lege Deine Arme und Beine in einer für Dich entspannten Position ab.

Nichts sollte Dich einengen oder stören können.

Rolle Deinen Kopf sanft von rechts nach links und pendle ihn mittig ein.

Schließe Deine Augen, um ganz bei Dir sein zu können.

Packe alles, was Dich belastet in einen Rucksack hinein und stelle diesen ganz weit weg von Dir.

Zeit für Dich und Zeit für Deinen Körper.

Lasse Deinen Atem geschehen.

Er macht das täglich seht gut für Dich.

Bleibe nun ganz bei Dir oder folge meinen Worten.

Stelle Dir nun eine Banane vor.

Sie liegt vor Dir auf einem Tisch.

Stelle Dir die Form der Banane vor.

Du schälst die Banane ab und schneidest sie in mundgerechte Stücke.

Sie hat genau die Festigkeit, die Du gerne magst.

Der Duft der Banane steigt in Deine Nase.

Kannst Du den Duft der Banane riechen?

Stelle Dir nun vor, Du nimmst ein kleines Stück der Banane in Deine Hand und führst sie zu Deinem Mund.

Du leckst mit der Zunge ein wenig an der Banane und nimmst den Fruchtgeschmack mit Deinen Geschmacksnerven auf.

Nimm wahr, was Du schmeckst.

Was geschieht dabei mit Deinem Körper?

Verändern sich Deine Gesichtszüge?

Ist die Banane sauer oder süß?

Spüre Deine Zunge im gesamten Mundinnenraum.

Kannst Du den Geschmack der Banane wahrnehmen?

Was fühlst Du dabei?

Vielleicht möchtest Du noch ein Stück Banane?

Sie gibt Dir Energie und Kraft.

Ich lade Dich nun ein, Dich als Banane zu spüren und zu fühlen.

Lege Dich dazu in Deiner Vorstellung in Rückenlage auf den Boden.

Fasse mit Deiner rechten Hand Dein linkes Handgelenk und ziehe Deine Arme und Deinen Oberkörper sanft nach rechts.

Danach folgen achtsam Deine Beine.

Du siehst nun wie eine gebogene Banane aus.

Du könntest auch C-Form oder Halbmond dazu sagen.

Genieße die Länge und die Öffnung in Deiner Körperseite und lasse mit jeder Ausatmung immer mehr los.

Wenn Dir danach ist, wechselst Du zur anderen Seite.

Du drehst bei dieser Übung Deine Zwischenrippenmuskeln und Deine schräge Bauchmuskulatur.

Spüre der inspirierenden Wirkung dieser Übung nach.

Verweile hier noch für einen Moment.

Ich hole Dich dann wieder ab.

PAUSE.

Verabschiede Dich vom Geschmack der Banane und der gleichnamigen Übung.

Finde Dich im Räkeln und im Strecken wieder.

Wenn es eines Gähnens oder Seufzens bedarf, hält Dich nichts davon ab.

Hole gerne beide Beine ran, um Deinen unteren Rücken zu entlasten.

Wenn Du so weit bist öffne wieder Deine Augen und komme im Sitzen an.

Lust auf eine Banane?

Asana Heuschrecke

Finde eine angenehme Position für Deine Augen.

Du kannst sie gerne geöffnet lassen oder schließen.

Finde Deine Ausgangslage, in der Du gut verweilen kannst.

Richte Dir Deinen Entspannungsplatz ein.

Gedanken kommen und Gedanken gehen.

Geräusche kommen und Geräusche gehen.

Lasse Deine Gedanken einfach fallen.

Lasse herankommende Geräusche vorbeiziehen.

Atme einmal tief ein und wieder aus.

Ich lade Dich auf eine kleine Fantasiereise ein.

Ich würde mich freuen, wenn Du mich begleitest.

Unser Ziel ist eine Hütte in den Bergen.

Du hast Dich mit Deinen Freunden zu einer Wanderung aufgemacht.

Euer Ziel war eine Berghütte mit Übernachtung.

In der Hütte ist es noch ganz leise.

Die anderen schlafen noch.

Es ist früher Morgen.

Alles ist friedlich und still.

Du hast Lust aufzustehen und einen Blick aus der Hütte zu wagen.

Du schaust hinaus.

Was für ein Bild.

Ein Sonnenaufgang in den Bergen.

Die Bergkulisse vor Dir.

Das Licht der Sonne.

Kannst Du Dir dieses Bild vor Augen führen?

In welchen Farben erscheint Dir die Sonne am Morgen?

Ein atemberaubendes Naturschauspiel, was Du erleben darfst.

Atme die herrliche frische Bergluft ein.

Die Kühe auf der Weide sind auch schon wach geworden und grasen friedlich vor sich hin.

Was für ein schönes Bild.

Du kannst gar nicht genug davon bekommen.

Da entdeckst Du vor Dir eine Heuschrecke.

Sie ist schwer im grünen Gras zu erkennen.

Sie hüpft von einem Fleck zum anderen.

Gespannt schaust Du ihren geschmeidigen Bewegungen zu.

Ein Duft von Moos und Kiefernnadeln steigt Dir in Deine Nase.

Du fühlst Dich ruhig, gelöst und entspannt.

Du bist dankbar, so etwas Schönes zu sehen.

Dir wird ganz warm ums Herz.

Du bekommst Lust auf eine kleine Yogaeinheit.

Da gibt es doch die Heuschreckenübung?

Finde Dich dazu in der Bauchlage ein.

Dein Atem geht ruhig und gleichmäßig.

Strecke Deine Arme und Beine aus.

Dein Kopf bleibt in Verlängerung der Wirbelsäule.

Wenn es Dir möglich ist, hebe Deine Arme und Beine gleichzeitig vom Boden ab.

Spanne Deinen Bauch, Dein Gesäß und Deinen Beckenboden dabei an.

Halte die Position für ein paar Atemzüge und löse sie wieder auf.

Nimm die Bauchmassage wahr und lasse es zu, dass sich Verspannungen im Bauch lösen können.

Kräftige damit Deinen Rücken und spüre die kühlende Belebung in Deinem Körper.

Mit jeder Einatmung lässt Du Weite in Deinem Brustkorb entstehen.

Spüre dem nach.

PAUSE.

Verabschiede Dich vom Bild der Heuschrecke und der Hütte in den Bergen.

Nach einem gemeinsamen Frühstück habt ihr euch wieder an den Abstieg gewagt.

Fröhlich kommt ihr wieder im Tal an.

Wenn es nicht schon längst geschehen ist, öffne Deine Augen.

Bringe eine sanfte Bewegung in Deinen Körper hinein.

Vielleicht hast Du Lust auf Yoga bekommen?

Asana Bogen

Mache es Dir ganz bequem.

Lege Dich so hin, dass es Dir gut und immer besser geht.

Schließe Deine Augen und komme auf Deinem Platz an.

Nimm einen tiefen Atemzug und lasse mit einem tiefen Seufzer alles los.

Machen wir uns gemeinsam auf den Weg in eine Stadt.

Stelle Dir vor Deinem geistigen Auge das Bild einer Stadt vor.

Die Stadt Deiner Fantasie.

Du kannst ihr gerne einen Namen geben.

Deine Stadt kann ruhig und leise sein.

Deine Stadt kann lebendig und laut sein.

In Deiner Fantasie ist alles möglich.

Hast Du Lust Deine Stadt zu erkunden?

Dann machen wir uns auf den Weg.

Bevor Du in das Zentrum der Stadt kommst, musst Du durch ein Stadttor gehen.

Du siehst über Dir einen großen Bogen mit vielen Verzierungen.

Ein paar kleine Statuen kannst Du erkennen.

Du schreitest durch den Bogen und machst Dich auf die Stadt zu erkunden.

Du gehst an den Auslagen vieler Geschäfte vorbei.
Du schaust Dich interessiert um.

Aus den Lokalen nimmst Du den Duft von verschiedenen Gerüchen wahr.

Auf dem Marktplatz herrscht ein buntes Treiben.

Händler und Kaufleute preisen ihre Waren an und handeln mit zahlungswilligen Käufern.

Du entdeckst ein kleines Café und suchst Dir einen Platz.

Du bestellst Dir eine Tasse Kaffee und schaust dem Treiben in der Stadt zu.

Du gehst in Gedanken noch einmal zu dem Bogen zurück.

Stelle Dir vor, Du wärst ein solcher Bogen.

Deine Ausganspositon ist die Bauchlage.

Du kannst den Bogen mit einem Bein oder mit beiden Beinen gleichzeitig machen.

Je nachdem, wie vertraut Dir die Übung ist.

Bleiben wir bei einem Bein.

Beuge es und greife mit der gleichen Hand nach hinten an das Fußgelenk.

Dabei hebst Du Deinen Oberkörper achtsam an und findest Dich in einem halben Bogen wieder.

Verweile für ein paar Atemzüge und löse dann wieder auf, um zur anderen Seite zu wechseln.

Spüre in den Bogen hinein.

Nimmst Du die Dehnung in Deinen Oberschenkeln wahr?

Spüre die Öffnung Deiner Brust und Schultern.

Fühle, wie beweglich Du bist.

Wechsle gerne die Seite.

Spüre nach.

PAUSE.

Löse Dich von der Bogenübung und verabschiede Dich von Deinem kleinen Ausflug in die Stadt.

Finde Dich wieder in der Rückenlage ein uns strecke Dich aus.

Öffne wieder die Augen und komme auf Deinem Platz an.

Asana Happy Baby

Lege Dich auf Deiner Matte ab und nimm eine bequeme Position ein.

Dazu kannst Du gerne Deine Augen schließen.

Nimm das sanfte Heben und Senken Deines Brustkorbes oder Deiner Bauchdecke wahr.

Du nimmst so die Verbindung zum Anker Deines Lebens, Deinem Atem auf.

Zeit für Entspannung.

Zeit, die Hektik des Alltags auszublenden und die Stille zu suchen.

Zeit, um einfach zu verweilen und anzukommen.

Ich lade Dich zu einer kleinen Meditation ein.

Stelle Dir in Gedanken ein Baby vor.

Es liegt auf der Wickelkommode und strampelt fröhlich vor sich hin.

Du bist neidisch, denn das Baby kann seinen großen Zeh in den Mund nehmen.

Wird Dir warm um Dein Herz, wenn Dich Dein Kind oder Enkelkind anlächelt und anstrahlt?

Bringt es Dir nicht wieder die Freude am Leben zurück.

Kinder entdecken die Natur.

Sie erfreuen sich an den Blumen und wenn es nur ein Gänseblümchen ist.

Fliegt ein Schmetterling an Ihnen vorbei laufen sie freudig hinterher.

Kinder sind neugierig und erkunden und erobern die Welt.

Ein Blick in ihre strahlenden Kinderaugen lässt uns dahinschmelzen.

Komm mit mir noch einmal zur Wickelkommode zurück.

Stelle Dir vor, Du liegst in der Rückenlage auf dem Boden und holst beide Beine zu Dir ran.

Du kannst sie gerne gebeugt lassen.

Dein Oberkörper ruht sanft auf Deiner Unterlage.

Erlaube Dir, Dich wie ein glückliches Baby zu fühlen.

Du kannst als Hilfe gerne einen Gurt verwenden.

Dir soll es gut und immer besser gehen.

Spüre die Länge im unteren Rücken und die Dehnung in Deinen Leisten.

Beruhige Deinen Geist und tanke wieder neue Energie auf.

Spüre in diese Position hinein.

Durch den Druck der Oberschenkel auf Deinen Bauch, massierst Du auch Deine Organe.

Verweile hier für ein paar Atemzüge.

PAUSE

Löse Dich aus der „Happy Baby Pose“ und von dem Bild eines Kindes.

Ich wünsche Dir viele happy Baby Momente in Deinem Leben.

Wenn es Dir möglich ist, komme nun wirklich in diese Position hinein und nimm Deine Umgebung wieder mit Deinen Augen wahr.

Lerne wieder die Welt mit den Augen eines Kindes zu sehen.

Die Abschlussentspannung

Der Schlaf des Yogis

Mache es Dir in der Rückenlage bequem.

Lege Dich so hin, dass es Dir gut und immer besser geht.

Räkle Dich in Deine Position hinein.

Fühle Dich wie eine Katze, die sich geschmeidig nach allen Richtungen streckt und mobilisiert.

Wenn Du Deinen Körper noch anspannen möchtest, gib diesem Gefühl nach und sinke danach entspannt auf Deine Unterlage.

Nimm Deine Unterlage wahr und spüre die Verbundenheit.

Gib Deinem Geist einen Moment, um zur Ruhe zu kommen.

Lasse Deine Gedanken und Geräusche vorbeiziehen, bleibe einfach nur Betrachter und nicht Bewerter.

Lenke Deinen Geist nach innen zu Dir selbst.

Bleibe bewusst bei meinen Anweisungen und vermeide es einzuschlafen.

Sei entspannt, wach und klar.

Lasse Deinen Anker des Lebens, Deinem Atem seine Aufgabe zu Teil kommen, denn er geschieht von allein.

Mit jedem Atemzug verschmilzt Du immer mehr in Deine Unterlage hinein.

Dein Körper taucht immer mehr in die Entspannung ein.

Ich zähle nun langsam von 10 bis 1.

10 ......9......*runterzählen bis 1.*

Du bist nun in einer tieferen, entspannteren Bewusstseinsebene angekommen.

PAUSE

Beginnen wir mit einer Reise zu unserem Körper.

Lenke Deine Aufmerksamkeit in Deinen rechten Daumen. Wandere weiter zum Zeigefinger – zum Mittelfinger – zum Ringfinger – zum kleinen Finger – zur Handfläche – zum Handrücken – zum Handgelenk – zur ganzen rechten Hand.
Es geht weiter zum rechten Unterarm – zum Ellbogen – zum Oberarm – zum Schultergelenk – zu den Schultern - zur Achselhöhle- zum ganzen rechten Arm.

Zum ganzen rechten Arm.

Zur ganzen rechten Schulter.

Zur ganzen rechten Schulter.

Bleibe auf Deiner rechten Körperseite.

Lenke Deine Aufmerksamkeit auf den rechten Brustkorb – die Rippen – die Taille –die Hüfte – das Hüftgelenk – das Becken. Gehe tiefer zum rechten Oberschenkel – zum Knie – zum Unterschenkel – zum Fußgelenk – zum Fußrücken –zum großen Zeh – zum zweiten Zeh –zum dritten Zeh –zum vierten Zeh – zum kleinen Zeh – zum ganzen rechten Fuß – zum ganzen rechten Bein.

Zum ganzen rechten Fuß.

Zum ganzen rechten Bein.

Zur ganzen rechten Körperseite.

Zur ganzen rechten Körperseite.

Lenke Deine Aufmerksamkeit in Deinen linken Daumen. Wandere weiter zum Zeigefinger –zum Mittelfinger – zum Ringfinger – zum kleinen Finger – zur Handfläche – zum Handrücken – zum Handgelenk – zur ganzen linken Hand. Es geht weiter zum linken Unterarm –zum Ellbogen – zum Oberarm – zum Schultergelenk – zur Schulter –zur Achselhöhle- zum ganzen linken Arm.

Zum ganzen linken Arm.

Zur ganzen linken Schulter.

Zur ganzen linken Schulter.

Bleibe auf Deiner linken Körperseite.

Lenke Deine Aufmerksamkeit auf den linken Brustkorb – die Rippen – die Taille – die Hüfte – das Hüftgelenk – das Becken. Gehe tiefer zum linken Oberschenkel –zum Knie – zum Unterschenkel – zum Fußgelenk – zum Fußrücken –zum großen Zeh – zum zweiten Zeh – zum dritten Zeh –zum vierten Zeh – zum kleinem Zeh – zum ganzen linken Fuß – zum ganzen linken Bein.

Zum ganzen linken Fuß.

Zum ganzen linken Bein.

Zur ganzen linken Körperseite.

Zur ganzen linken Körperseite.

Zur ganzen rechten und linken Körperseite.

Zur ganzen rechten und linken Körperseite.

Schenke Deine Aufmerksamkeit Deiner Körperrückseite.

Starte bei Deinen Fersen und wandere weiter zu den Rückseiten der Unterschenkel – den Kniekehlen – den Oberschenkeln – dem Gesäß.-dem unteren Rücken – dem mittleren Rücken – dem oberen Rücken – den Schulterblättern -den Rückseiten der Oberarme – den Ellbogen – den Unterarmen – den Händen – dem Nacken – dem Hinterkopf – der Kopfhaut – dem Scheitelpunkt - der ganzen Körperrückseite.

Der ganzen Körperrückseite.

Schenke Deinem Kopf Deine Aufmerksamkeit.

Deiner Stirn – den Augenbrauen – den Augen –den Augenlidern – dem Oberkiefer – dem Unterkiefer – der Nase -der Oberlippe – der Unterlippe –dem Raum zwischen den Lippen – der Mundhöhle – dem Kinn – dem ganzen Kopf.

Dem ganzen Kopf.

Dem ganzen Gesicht.

Dem ganzen Gesicht.

Konzentriere Dich nun auf Deine Körpervorderseite.

Den Kopf – den Hals – dem Schlüsselblatt –den Vorderseiten der Oberarme –den Ellbogen –den Unterarmen – den Händen - der Vorderseite des Brustkorbes –dem Oberbauch – dem Nabel – dem Unterbauch – den Oberschenkelvorderseiten– den Kniescheiben – den Schienbeinen – den Füßen - die ganze Körpervorderseite.

Die ganze Körpervorderseite.

Die ganze Körpervorderseite und die ganze Körperrückseite.

Die ganze rechte und linke Körperseite.

Der ganze Kopf und das ganze Gesicht.

Die ganze Körpervorderseite und die ganze Körperrückseite.

Die ganze rechte und linke Körperseite.

Der ganze Kopf und das ganze Gesicht.

Dein ganze Körper.

Dein ganzer Körper.

PAUSE.

Spüre Deinen Atem.

Beobachte Deinen Atem, wie er kommt und geht.

Lenke Deinen Atem in Deine linke Brustkorbhälfte – zu Deinen Rippen – hin.

Beobachte und bewerte nicht.

Lenke Deinen Atem in Deine rechte Brustkorbhälfte – zu Deinen Rippen – hin.

Beobachte und bewerte nicht.

Lege nun Deine Hände auf Deinen Bauch.

Lenke Deine Aufmerksamkeit auf die Gegend um Deinen Bauchnabel herum, umschmeichle Deinen Solarplexus.

Spüre das Heben und Senken des Bauches.

Beobachte und bewerte nicht.

Nimm Deinen Atem in Deiner Nase wahr.

Lasse das Ein- und Ausatmen dort geschehen.

Lasse dadurch die Energie in Deinem Körper.

Beobachte und bewerte nicht.

Spüre noch einmal in Deinen Körper hinein.
Du fühlst Dich ruhig, gelöst und entspannt.

Lasse es nun zu, dass in Deinem Kopf ein Wunsch entsteht.

Ein Wunsch, der für Dich in Erfüllung gehen soll.

Man sagt auch ein Sankalpa dazu.

Als Beispiel, Du möchtest wieder gesund werden.

Du wünschst Dir Hilfe bei einem Problem.

Sage Dir nun innerlich dreimal dieses Sankalpa vor.

PAUSE

Gehe nun zu Deiner Intuition.

Wo befindet sich diese Stelle in Deinem Körper?

Lege dort intuitiv Deine Hand auf und spüre nach.

Vertraue auf Dein Bauchgefühl oder Deine Intuition, wie auch immer Du es nennen möchtest. Gerne auch Schutzengel.

PAUSE

Spüre noch einmal in Deinen Körper hinein.

Lasse nun wieder das Bedürfnis von Bewegung, eines Räkelns und Streckens entstehen.

Intensiviere Deine Atemzüge und vielleicht entsteht ein Gähnen oder Seufzen dabei.

Wenn Du möchtest, hole gerne beide Beine zu Dir ran oder rolle Dich auf die Seite zusammen.
Wenn Du so weit bist, komme über Deine Lieblingsseite zum Sitzen zurück. Fühle Dich erholt, wie nach einem Schlaf des Yogis.
PS: Aus meinem Buch „Ich relaxe“

Danksagung

Danke an meinen Verlag für das Vertrauen und die Unterstützung, die mir immer zuteil kommt.

Danke an meine Korrekturleserin Sonja Esser.

Bonus: 7 Meditationen zu den Chakren

Ein Auszug aus meinem Buch
Seelenruhe 2

Die Audios zum Downloaden
kannst Du Dir hier abholen:

https://schulze-verlag.de/dw-chakrenaudios-ps

Passwort: PS-7chakra

Wurzelchakra

Nimm eine für Dich entspannte, sitzende Position ein.

Diese kann im Schneidersitz oder im Lotussitz sein.

Bei Bedarf lege Dir gerne ein Kissen unter Dein Gesäß.

Du kannst Dich auch auf einen Stuhl setzen oder Deinen Rücken entspannt an einer Wand anlehnen.

Es ist Deine Wohlfühlposition für die Zeit währende der Meditation.

Räkle und strecke Dich in eine aufrechte Wirbelsäulenposition hinein.

Erleichtere damit den Fluss des Chis, Deine Lebensenergie.

Schließe Deine Augen, um ganz bei Dir sein zu können oder senke sanft Deinen Blick nach unten und innen.

Nimm noch einen tiefen Atemzug und lasse los.

Dies kann gerne mit dem Ausdruck eines tiefen Seufzers einhergehen.

Lege Deine Hände in einer für Dich entspannten Position ab.

Als Konzentrationshilfe kannst Du mit Deinen Händen das Chin-Mudra formen.

Hierzu berühren sich Daumen und Zeigefinger ganz sanft und formen einen Kreis, die anderen Finger bleiben ausgestreckt.

Die Hände finden einen entspannten Platz auf den Oberschenkeln.

Lasse Deine Intuition entscheiden, was gut für Dich ist.

Spüre in Deine Intuition hinein.

Du kannst Deiner Intuition vertrauen.

Lenke Deine Aufmerksamkeit auf Deinen Atem.

Lasse ihn kommen und gehen.

Nimm die Schwingungen Deines Atems im Körper wahr.

Gib Dich diesem Atemerlebnis hin.

Verweile hier für einen Moment.

Spüre, wie Du mit jedem Atemzug immer mehr bei Dir selbst ankommst und loslassen kannst.

Lenke Deine Aufmerksamkeit nach innen.

Begib Dich auf die Reise zum Wurzelchakra, auch Muladhara genannt.

Es ist eines der sieben Haupt Chakren und ist am Ende Deiner Wirbelsäule, am Steißbein, zu finden.

Es verbindet Dich mit der Mutter Erde und schenkt Dir Sicherheit und Urvertrauen.

Fühle, spüre und finde Dich in Deinem Wurzelchakra wieder.

Bleibe dabei wertfrei.

Fühlst Du Dich wohl in Deiner Haut oder plagen Dich gar Zweifel oder Unbehagen?

Wenn Du Dich in Dir wohl fühlst, bist Du im Einklang mit Deinem Körper.

Zweifelst Du an Dir?

Dann lerne Dich so zu akzeptieren, wie Du bist.

Jeder Mensch ist einzigartig.

Jeder Mensch hat andere Fähigkeiten und Fertigkeiten.

Und so ist es gut.

Stelle Dir vor, jeder Mensch wäre gleich?

Dann würden wir immer in unser Spiegelbild blicken.

Durch unsere Einzigartigkeit lernen wir voneinander, wir ergänzen uns und können uns gegenseitig helfen.

Eine andere Überlegung hierzu.

Wer oder was wäre das Nonplusultra?

Wer würde dies entscheiden?

Wirf nun einen Blick in Deine Kindheit zurück.

Hattest Du eine schöne und glückliche Kindheit?

Wenn nein, tut es mir leid für Dich und macht mich traurig.

Ich hoffe, Du konntest damit abschließen und Deinen Frieden mit der damaligen Situation finden.

Wenn nein, was braucht es, um mit der Vergangenheit abschließen zu können?

Blicke positiv nach vorne und hänge nicht in der Vergangenheit fest.

Das Leben ist viel zu kurz. Carpe diem.

Versuche Deinen Weg in die Balance zu finden.

Findest Du in Deiner Familie und / oder in Deiner Partnerschaft Halt?

Ich wünsche es Dir von ganzem Herzen.

Wenn es an Harmonie in der Familie oder Partnerschaft mangelt, versuche dafür eine Lösung zu finden.

Mal ist es leichter und mal ist es schwieriger.

Bei Bedarf nimm Hilfe von außen an.

Du bist nicht allein.

Finde wieder zu Deiner Balance.

Fühlst Du Dich mit der Natur verbunden?

Bist Du ein Naturmensch oder ein Stadtmensch?

Beobachte und bewerte nicht.

Stehst Du mit beiden Beinen fest im Leben?

Dann bist Du in Balance.

Wenn Du Deinen Halt verloren hast, versuche Deinen Anker wieder zu finden oder werfe ihn aus.

Hast Du Freude an der Bewegung?

Dann ist Dein Wurzelchakra aktiv.

Stelle Dir nun vor, Dein Wurzelchakra wird von der Farbe Rot ummantelt und eingehüllt.

Welches Gefühl entsteht in Dir?

Nimmst Du Wärme wahr?

Bleibe wertfrei.

Lenke Deinen Atem in Dein Wurzelchakra hinein.

Spüre, wie Du mit der Einatmung die Energie aus der Mutter Erde ziehen kannst.

Lasse dabei das Bild eines Baumes vor Deinem geistigen Auge entstehen.

Die Wurzeln verzweigen sich in der Mutter Erde und versorgen den Baum, und somit Dich, mit neuer Energie.

Mit der Einatmung verteilt sich neue, wohltuende Energie in Deinem Wurzelchakra und lässt dabei ein Gefühl von Erdung entstehen.

Mit der Ausatmung löst sich alles Negative von Dir und verschwindet in den Boden.

Sage Dir nun innerlich dreimal das Mantra: „LAM“ vor.

Spüre der Wirkung dieses Mantras nach.

Spüre in Dein Wurzelchakra hinein.

Gib nun noch einmal bewusst in die Erde ab, was Du nicht mehr brauchst und lasse los.

Schenke Deine Aufmerksamkeit wieder Deinem Atem und Deinem Körper.

Lasse Deinen Atem geschehen.

Spüre in Deinen Körper hinein und lasse nun intuitiv Bewegung entstehen.

Räkle Dich, strecke Dich oder gehe in eine kreisende Bewegung über.

Öffne sanft Deine Augen und komme wieder im Hier und Jetzt an.

Sage Dir innerlich dreimal folgende Affirmation vor:

„Ich stehe mit beiden Beinen im Leben“

oder „Ich bin mit der Erde verbunden“

oder „Ich lasse Altes los“.

Sakral Chakra

Nimm eine für Dich entspannte Meditationshaltung ein.

Diese kann in Shavasana, in der Rückenlage, auf dem Boden liegend sein.

Finde Dich in Deiner gewählten Position ein.

Wenn es noch einer Anspannung in Deinem Körper bedarf, um zur Entspannung zu kommen, dann mache das gerne.

Dies kann ein Räkeln oder ein Strecken sein.

Schließe Deine Augen, um ganz bei Dir sein zu können.

Lege Deine Hände, in eine für Dich entspannten Position ab.

Lenke Deine Aufmerksamkeit in das Sakral Chakra.

Es befindet sich eine Handbreit unter dem Bauchnabel, an der Spitze des Kreuzbeines.

Lenke Deine Aufmerksamkeit nun nach innen.

Begib Dich auf die Reise zum Sakral Chakra.

Es wird auch Svadhistana genannt.

Es ist das Chakra der Emotionen und der Gefühle.

Fühle, spüre und finde Dich in Deinem Sakral Chakra wieder.

Bleibe dabei wertfrei.

Bist Du offen für Neues oder fällt es Dir schwer Veränderungen zuzulassen?

Folgst Du dem Fluss des Lebens?

Oder haderst Du und bist ungeduldig, was Dir Dein Leben bringt?

Kannst Du in genau diesem Moment leben und ihn genießen?

Oder hältst Du an der Vergangenheit fest?

Machst Du Dir nur Gedanken über Deine Zukunft?

Was alles noch geschehen könnte, und vergisst dabei den Augenblick?

Wie gehst Du mit anderen Menschen um?

Fürsorglich und liebevoll?

Denkst Du nur an Dich selbst oder machst Du Dir auch Gedanken über das Wohlergehen anderer?

Nimmst Du Anteil an den Sorgen und Nöten Deiner Mitmenschen?

Vermeide ein Egoist zu sein oder gar einer zu werden.

Finde hierzu, die nötige Balance.

Versuche ein guter Freund oder eine gute Freundin zu sein.

Spielst und tanzt Du gerne?

Hast Du Freude an der Bewegung oder bist Du ein Bewegungsmuffel?

Ich bin mir sicher, es findet sich auch etwas für Dich, dass Dir Spaß machen könnte.

Kannst Du Dich leicht auf etwas Neues einlassen?

Brauchst Du feste Strukturen?

Bleibe wertfrei und finde die richtige Balance.

Liebst Du die Musik und die Unterhaltung mit all ihren Facetten?

Bevorzugst Du lieber die Stille und die Ruhe?

Bleibe wertfrei und finde die Balance.

Gehst Du achtsam mit anderen und anderem um?

Gehst Du achtsam mit Dir selbst um?

Bleibe hier für einen Moment und horche in Dich hinein.

Finde Deine Balance.

PAUSE

Verbinde Dich nun mit dem Sakral Chakra.

Lege dazu Deine Hände auf Deinen Unterleib auf.

Nimm wahr, wie sich mit der Einatmung der Bauch nach außen wölbt.

Nimm wahr, wie sich mit der Ausatmung der Bauch wieder senkt.

Spüre die Wärme der Hände auf dem Bauch.

Lasse diese Wärme tief in den Bauchraum eindringen und verteile sie.

Nimm nun die Farbe Orange in diese Vorstellung mit hinein.

Vielleicht entsteht dabei ein Wärmegefühl.

Gerne kannst Du Dir auch das Bild eines Kaminfeuers vorstellen.

Verteile dieses Licht in Deinem Unterleib und spüre nach.

Sage Dir nun innerlich dreimal das Mantra: „VAM“ vor.

Spüre dem nach.

Lasse in Deinem Körper eine Welle entstehen.

Stelle Dir dazu die Wellenbewegung des Meeres vor.

Stelle Dir diese Naturgewalt vor.

Die Kraft, die uns die Schöpfung geschenkt hat.

Spüre die Lebendigkeit in Dir.

Spüre, den Fluss des Lebens.

Senke sanft Dein Kinn und schenke Dir ein inneres Lächeln.

Schenke Deinem Sakral Chakra ein inneres Lächeln.

Fühle das Pulsieren im Sakral Chakra.

Ich wünsche Dir, dass Du im Einklang mit Deinem Sakral Chakra bist.

Lenke Deine Aufmerksamkeit wieder auf Deine Atmung und Deinen Körper.

Bringe wieder eine Atemroutine in Deinen Körper hinein.

Sage Dir in Gedanken dreimal folgende Affirmation vor:

„Ich bin im Fluss des Lebens“.

Oder

„Ich fühle mich wohl in meinem Körper".

Oder

„Ich nehme alle Gefühle wahr".

Bringe nun wieder eine sanfte Bewegung in Deinen Körper und komme auf Deinem Platz an.

Nabel Chakra

Finde Dich in einer entspannten und angenehmen Meditationshaltung ein.

Lenke Deine Aufmerksamkeit auf Deinen Körper und in ihn hinein.

Komme in Ruhe an und lasse alle Anspannungen in Deinem Körper los.

Lasse Deinen Atem geschehen.

Er kommt und geht von ganz allein.

Konzentriere Dich auf Deinen Atem und gebe Deinem Geist Zeit zur Ruhe zu kommen.

Der Geist ist vergleichbar mit einem kleinen quengeligen Kind.

Ein Kind, das seine Augen und seine Ohren stets geöffnet hält und überall gleichzeitig sein möchte.

Lasse dem Geist Zeit sich zu sortieren und zur Ruhe zu finden.

Sei und bleibe geduldig.

Es gibt hier keinen Einschaltknopf und es geht los.

Den Geist zur Ruhe zu bringen dauert seine Zeit und will gelernt sein.

Schließe Deine Augen, um leichter in Dich hineinschauen zu können.

Du wirst so von äußeren Einflüssen weniger abgelenkt.

Lege Deine Hände, in einer für Dich entspannten Position ab.

Lenke Deine Aufmerksamkeit in das Nabel Chakra.

Es befindet sich zwischen dem Solarplexus und dem Bauchnabel.

Lenke Deine Aufmerksamkeit nun nach innen.

Begib Dich auf die Reise zum Nabel Chakra.

Es wird auch Manipura genannt.

Dieses Chakra steht für Selbstbewusstsein, Schaffenskraft, Vitalität und Energie.

Wenn Du möchtest, lege gerne Deine Hände auf den Bereich um Deinen Solarplexus.

Fühle, spüre und finde Dich im Nabel Chakra wieder.

Bleibe dabei wertfrei.

Übernimmst Du die Verantwortung in Deinem Leben?

Verantwortung für das, was Du tust, sprichst oder denkst?

Verantwortung Dir selbst oder jemand anderem gegenüber?

Gibst Du die Verantwortung lieber an andere ab?

Bleibe Dir gegenüber ehrlich.

Beobachte und bewerte nicht.

Finde Deine Balance.

Glaubst Du an Dich und Deine Fähigkeiten und Fertigkeiten?

Hast Du ein gutes und starkes Selbstbewusstsein?

Traust Du Dir etwas zu?

Wagst Du einen zweiten oder dritten Versuch?

Schmiedest Du Zukunftspläne?

Hast Du viele neue Ideen?

Soll alles so bleiben wie es ist?

Brauchst Du feste Strukturen für Deine Sicherheit und Deine Ordnung?

Bleibe wertfrei.

Bist Du ein herzlicher oder gar ein großzügiger Mensch?

Oder ging Dir diese Eigenschaft verloren, da Du schon des Öfteren ausgenutzt wurdest?

Dann lasse Dich nicht unterkriegen und dadurch verformen.

Es sind nicht alle Menschen so.

Bist Du eine gute Führungsposition oder wirkst Du gerne aus dem Verborgenen?

Finde Deine Balance.

Schicke Deinen Atem in den Bauchraum.

Mit der Einatmung bewegt sich der Bauch weg von der Wirbelsäule.

Mit der Ausatmung bewegt sich der Bauch zur Wirbelsäule hin.

Schicke nun die Farbe Gelb in Deine Bauchgegend.

Stelle Dir vor, der Bauchnabel und der Solarplexus strahlen wie eine Sonne.

Die Strahlen der Sonne werden ausgesandt und verteilen sich im ganzen Körper.

Jede Zelle Deines Körpers wird versorgt.

Die Farbe Gelb stärkt Dein Chakra und auch Dein Selbstbewusstsein.

Sage Dir nun innerlich dreimal das Mantra: „RAM“ vor.

Spüre dem nach.

Sage Dir innerlich folgende Affirmation vor:

„Ich überwinde meine Ängste“

oder

„Es ist okay, Fehler zu machen“

oder

„Ich kann meine Ziele erreichen“.

Verweile hier für einen Moment.

Spüre in Deinen Körper hinein.

Wie geht es Dir?

Wie fühlst Du Dich?

Wenn Dir danach ist, lasse einen tiefen Seufzer entstehen.

Komme wieder ganz bei Dir an.

Herz Chakra

Mache es Dir in der Rückenlage bequem.

Lege Dich so hin, dass es Dir gut und immer besser geht.

Lasse Deine Beine locker auseinanderfallen oder wenn Du sie aufgestellt hast locker zueinander fallen.

Bei Bedarf lege Dir eine Rolle unter Deine Knie.

Lasse Deinen Atem wie von selbst geschehen.

Atme tief ein und aus.

Lege nun Deine Hände oberhalb des Bauchnabels ab.

Dabei dürfen sich die Fingerspitzen gerne berühren.

Spüre die angenehme Wärme der Hände auf dem Bauch.

Komme ganz bei Dir an.

Schließe gerne Deine Augen, wenn dies nicht schon längst geschehen ist.

Spüre, wie sich das Gefühl der Entspannung immer mehr in Dir und in Deinem Körper ausbreitet.

Es entsteht ein angenehmes Gefühl.

Du fühlst Dich wohl und wohler.

Ich lade Dich nun zu einer kleinen Meditationsreise ein.

Lenke Deine Aufmerksamkeit in das Herz Chakra.

Es befindet sich in der Mitte des Brustbeines.

Lenke Dein Augenmerk nun nach innen.

Begib Dich auf die Reise zum Herz Chakra.

Es wird auch Anahata genannt.

Dieses Chakra steht für die Liebe, das Einfühlungsvermögen, das Mitgefühl und die Vergebung.

Wenn Du möchtest, lege gerne Deine Hände oder eine Hand auf Dein Herz.

Fühle, spüre und finde Dich im Herz Chakra wieder.

Bleibe dabei wertfrei.

Gehst Du liebevoll und achtsam mit Dir und anderen um?

Wenn es nicht so ist, welchen Grund gibt es dafür?

Kannst Du an der Situation etwas ändern?

Wer oder was hat Dich so verletzt oder hart wie Stein werden lassen?

Versuche wieder in die Balance zu kommen und lasse es zu, dass Dein Herz wieder heilt und weich wird.

Lasse es zu, dass der Panzer sich um Dein Herz herum wieder öffnen kann.

Hast Du ein gutes Immunsystem?

Wenn nicht, versuche Dein Herz Chakra zu stärken und hole Dir ärztliche Hilfe.

Bist Du ein hilfsbereiter Mensch?

Erwartest Du für Deine Hilfsbereitschaft eine Gegenleistung?

Wenn man etwas gibt, kommt es auf irgendeine Art und Weise wieder zurück.

Vielleicht hast Du diese Erfahrung schon einmal gemacht.

Handle edel und frei.

Sehe Dich als ein Ritter oder als ein Pfadfinder.

Bist Du dankbar für alles, was Dir das Leben schenkt?

Nimmst Du an, was Dir das Leben schenkt, oder haderst Du mit Deinem Schicksal?

Unser Lebensweg ist uns vorbestimmt.

Mal ist er sanft und leicht.

Mal ist er hart und schwer.

Alle kommen wir an unser Ziel.

Schicke nun die Farbe Grün in Dein Herz.

Wenn Du möchtest, kannst Du eine Hand auf das Herz legen.

Sage Dir nun innerlich dreimal das Mantra: „YAM“ vor.

Spüre die harmonisierende Wirkung dieses Mantras.

Sage Dir nun innerlich dreimal folgende Affirmation vor:

„Ich höre den Klang meines Herzens“

oder

„Ich nehme mein Leben genauso an, wie es kommt“

oder

„Ich bin dankbar“.

Spüre dem nach.

Lasse Deine Atemzüge wieder tiefer und intensiver werden.

Spüre die neu entfachte Energie in Dir.

Öffne Deine Augen und nimm alles um Dich herum wieder wahr.

Öffne Dein Herz und lasse die Liebe zu Dir selbst und zu anderen fließen.

Namaste.

Hals Chakra (Kehl Chakra)

Setze oder lege Dich entspannt hin und schließe Deine Augen.

Dehne und strecke Dich, sodass Du Dich auf Deinem Platz wohlfühlst und in Ruhe ankommst.

Atme ein und aus.

Lasse so den Fluss des Atems entstehen.

Komme ganz bei Dir an.

Dein Rücken liegt bequem auf dem Boden, lehnt an einer Wand oder an einer Stuhllehne.

Du spürst diese Unterstützung, die Dir und Deinem Rücken guttun.

Vielleicht entsteht sogar ein sanftes Wärmegefühl in Deinem Rücken.

Vielleicht empfindest Du es auch als ein sanftes Handauflegen.

Stelle Dir dabei vor, wie jemand sanft seine Hand auf Dich legt.

Es entsteht das Gefühl beschützt zu werden.

Du fühlst Dich ruhig, gelöst und entspannt.

Lenke Deine Aufmerksamkeit in das Hals Chakra.

Es befindet sich um den Kehlkopf herum.

Lenke Deine Aufmerksamkeit nun nach innen.

Begib Dich auf die Reise zum Hals Chakra.

Es wird auch Vishudda genannt.

Dieses Chakra steht für die Kommunikation.

Fühle, spüre und finde Dich im Hals Chakra wieder.

Bleibe dabei wertfrei.

Wie hört sich Deine Stimme an?

Wie empfindest Du Deine Stimme?

Ist es eine angenehme Stimme?

Fühlt es sich komisch an?

Bleibe wertfrei.

Hört man Dir gerne zu oder kannst Du gut zuhören?

Kannst Du andere mit Deinen Worten fesseln, weil Du so wortgewandt bist?

Fällt es Dir eher schwer die richtigen Worte zu finden?

Das ist manchmal wirklich nicht so einfach.

Aber nichts zu sagen, macht es in manchen Situation auch nicht besser.

Bleibe wertfrei und finde die Balance.

Sagst Du immer die Wahrheit?

Neigst Du dazu manchmal zu einer Notlüge zu greifen?

Wie fühlst Du Dich danach?

Gehst Du aufgerichtet durchs Leben oder machst Du Dich lieber klein und unscheinbar?

Bist Du wissenschaftlich oder technisch interessiert oder versiert?
Findest Du Dich hier irgendwo wieder?

Bleibe wertfrei.

Tauche Deinen Kehlkopf nun in ein himmelblaues Licht und spüre dem nach.

Breite dieses Licht in Deinem Rachenraum aus.

Sage Dir nun innerlich dreimal das Mantra: „HAM“ vor.

Spüre dem nach.

Spüre in das Zentrum der Sprache hinein.

Vielleicht nimmst Du ein sanftes Vibrieren wahr.

Sage Dir nun dreimal im Stillen folgende Affirmation vor:

„Aus meinem Herzen spricht die Wahrheit“

oder

„Ich vertraue meiner Intuition“

oder

„Ich finde die passenden Wörter“.

Lenke Deine Aufmerksamkeit auf Deinen Körper zurück.

Fühle der Stärkung des Hals Chakras nach.

Intensiviere Deine Atemzüge und spüre wie die Luft durch Dein Hals Chakra strömt.

Lasse Schwingungen in Deinem ganzen Körper entstehen und bewege Dich in der Form wieder, die Dir jetzt guttut.

Öffne Deine Augen und komme wieder auf Deinem Platz an.

Stirn Chakra

Mache es Dir bequem.

Lege Dich oder setze Dich so hin, dass es Dir gut und immer besser geht.

Stelle Dir vor, Du bist in eine Decke eingehüllt.

Vielleicht liegt Deine Kuscheldecke griffbereit neben Dir, denn sie gibt Dir ein Gefühl der Geborgenheit und Wärme.

Du kannst so leichter loslassen und das Entspannungsgefühl kann sich leichter einstellen.

Dein Atem geht ruhig und gleichmäßig, so wie es der Körper vorsieht.

Lenke Deine Aufmerksamkeit in das Stirn Chakra.

Es befindet sich zwischen Deinen Augenbrauen.

Es liegt mittig zwischen dem Kronenchakra und dem Kehl Chakra.

Man sagt auch „Drittes Auge“ dazu.

Lenke Deine Aufmerksamkeit nun nach innen.

Begib Dich auf die Reise zum Stirn Chakra.

Es wird auch Ajna genannt.

Dieses Chakra lenkt Deine Intuition und Deinen Halt im Leben.

Es verbindet Dich mit Deiner Seele.

Fühle, spüre und finde Dich im Stirn Chakra wieder.

Bleibe dabei wertfrei.
Bist Du im Leben ruhig und besonnen?

Fällt Dir das leicht?

Hast Du ein gutes Gedächtnis oder fällt es Dir schwer, Dir etwas zu merken?

Kannst Du Dir etwas gut vorstellen?

Hast Du eine blühende Fantasie?

Nimmst Du Visionen wahr oder denkst Du das ist alles Humbug?

Bist Du spirituell oder kannst Du damit nichts anfangen?

Magst Du die Philosophie oder ist das für Dich eine sogenannte schwere Kost?

Bleibe wertfrei.

Tauche nun die Stirn in ein dunkles Violett.

Gerne kannst Du Dir auch die Farbe Indigoblau vorstellen.

Verteile dieses Licht um die Stirn.

Nimm Deinen sechsten Sinn wahr.

Sage Dir innerlich dreimal das Mantra: „OM“ vor.

Spüre dem nach.

Lenke Deine Aufmerksamkeit auf das „Dritte Auge“ und werfe einen Blick nach innen.

Versuche Deinen Geist zur Ruhe zu bringen.

Sage Dir innerlich dreimal folgende Affirmation vor:

„Ich vertraue meinem inneren Lehrer“

oder

„Meine Gedanken sind friedvoller Natur“

oder

„Ich vertraue darauf, dass ich weiß, was gut für mich ist“.

Spüre dem nach.

Spüre noch einmal in Deinen Körper hinein.

Spüre noch einmal in die Farbe Violett oder Indigoblau hinein.

Lasse nun die Farbe aus Deinem Körper abfließen.

Bringe wieder eine sanfte Bewegung in Deinen Körper.

Dehne und strecke Dich und komme wieder über Deine Lieblingsseite zum Sitzen zurück.

Öffne langsam wieder Deine Augen.

Vertraue Deiner Intuition.

Kronen Chakra

Finde Deine Position, in der Du gut verweilen kannst.

Liegend, sitzend oder auch angelehnt auf einem Stuhl.

Mache es Dir so bequem und angenehm wie möglich.

Wenn Du angekommen bist, schließe gerne Deine Augen.

Innere Bilder können so leichter vor Deinem geistigen Auge erscheinen und entstehen.

Du darfst die Augen auch gerne geöffnet lassen und den Blick sanft nach unten senken.

Es ist Deine Wohlfühlposition für die Zeit der Meditation.

Lenke Deine Aufmerksamkeit in das Kronen Chakra.

Es befindet sich über Deinem Scheitelpunkt in Deiner Aura.

Es verbindet Dich mit dem Göttlichen.

Lenke Deine Aufmerksamkeit nun nach innen.

Begib Dich auf die Reise zum Kronen Chakra.

Es wird auch Sahasrara genannt.

Fühle, spüre und finde Dich im Kronen Chakra wieder.

Es ermöglicht Dir die Verbindung zu Dir selbst.

Es ermöglicht Dir eine Verbindung zu Deinem Bewusstsein und zu Deinen Visionen.

Bleibe wertfrei.

Findest Du Dich in sanften Bewegungen wieder?

Sei es im Yoga, Qi Gong oder Tanz?

Tut Dir das gut?

Hast Du ein gutes Rhythmusgefühl und liebst die Musik?

Bist Du ein entspannter Mensch oder hetzt Du von einem Termin zum anderen hin und her?

Hast Du eine magische Anziehungskraft, der keiner entfliehen kann?

Kannst Du in Stille und Ruhe verweilen?

Beobachte und bewerte nicht.

Tauche Deine Aura nun in ein weißes Licht und spüre nach.

Möchtest Du lieber die Farbe Gold verwenden, dann mache das gerne.

Anstatt Deiner Aura kannst Du Dir auch einen Schutzmantel in weiß oder gold vorstellen.

Lasse nun das helle Licht über Deine Kopfkrone hinab, entlang Deiner Wirbelsäule fließen.

Am Steißbein angekommen taucht es in die Erde ein und fließt weg.

Der Kreislauf beginnt von Neuem.

Fühle diese Kraft und Energie, die Dich nährt.

Sage Dir innerlich dreimal das Mantra: „AUM“ oder „OM“ vor.

Spüre dem nach.

Verabschiede Dich von dem Schutzmantel oder der Aura und sage Dir dreimal folgende Affirmation vor:

„Ich vertraue meinem Leben“

oder

„Es hat alles seinen Sinn“

oder

„Ich werde geliebt“.

Spüre nach.

Nimm Deine Aura oder Deinen Schutzmantel noch einmal wahr.

Es ist ein schönes Gefühl.

Du bist gestärkt und möchtest Dich gerne wieder bewegen.

Nimm diesen Impuls auf.

Öffne langsam wieder Deine Augen.

Namaste.

P:S. Du kannst Dich in der Geschichte für die Farbe Weiß oder Gold entscheiden. Ferner für Aura oder Schutzmantel.

Ich habe quasi vier Geschichten zu einer gemacht.

Kontakt zur Autorin:

Petra Silberbauer

ps.in.balance@web.de

YouTube Kanal:
Petra Balance
Homepage:
www.petrasilberbauer.de

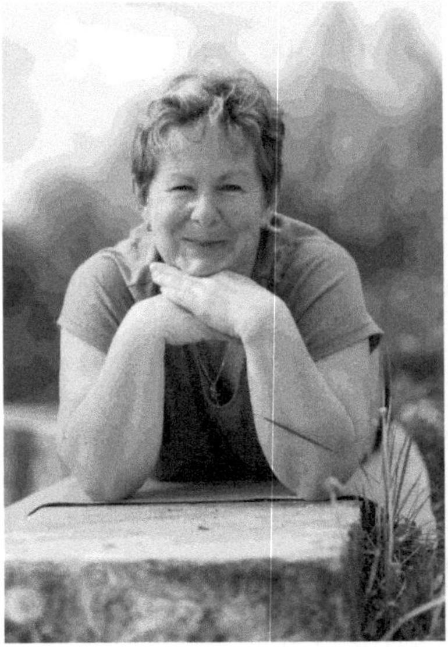

Mein Name ist Petra Silberbauer. Ich bin seit über 20 Jahren Trainerin in Sportvereinen und im Fitnessstudio. Nebenbei bin ich Ausbilderin und Referentin für den BTV, BLSV und BVS in München.
Das Thema Entspannung liegt mir sehr am Herzen.
Es hat mir in der Zeit der Pandemie und bei meiner Trauerbewältigung geholfen.

In diesem Buch begeben wir uns in eine Yogastunde.
Spüre in die Asanas hinein und erfahre ihre Bedeutung.
Schaffe einen Bezug zum Alltag.